花
千
樹

防病未然
——家庭醫生的健康提示及疾病預防策略

顏寶倫醫生 著

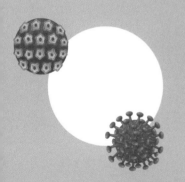
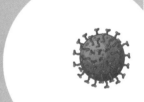

目錄

自序 4

Chapter 1：身體檢查前，要知道的驗身攻略

驗血篇 8

造影篇 14

婚前檢查篇：兩個貧血（上） 19

婚前檢查篇：兩個貧血（下） 23

驗尿篇：泡泡尿等於蛋白尿？ 29

胃鏡腸鏡篇：發現息肉，怎麼辦？ 33

尋找肺癌篇：照肺片 VS 電腦掃描 38

乳房造影篩查篇：困難與解決（上） 43

乳房造影篩查篇：困難與解決（下） 47

健康的心血管篇：運動心電圖 VS 心血管掃描（上） 52

健康的心血管篇：運動心電圖 VS 心血管掃描（下） 56

男士篇：PSA 過高代表甚麼？ 61

骨質疏鬆篇：與正常的距離──T 評分 VS Z 評分 66

Chapter 2：預防細菌與病毒

【疫苗：知多些，解猶豫】

傳統疫苗，傳統技術 73

「次單元」疫苗極安全但「唔夠力」 79

舊疫苗、新疫苗：科研的成果與延續 84

【新冠疫苗專篇──打還是不打？】

打新冠疫苗，問家庭醫生 92

家庭醫生與中學生談疫苗 99
「老友記，快啲去打啦！」 104

【預防勝於治療】
殺滅病毒攻略 109
檢驗病毒攻略 114
快速測病毒：抗原對抗體 118
病毒檢測有幾準確？ 123
發燒、探熱 127
孩子中新冠，家長該怎辦？ 131
雲端診症，未來所趨？ 136

Chapter 3 ：其他健康資訊與提示

醫生生石（上） 142
醫生生石（下） 146
阿七失靈：面癱 151
阿十發作：血管迷走神經性昏厥 157
阿五受傷：三叉神經痛 161
血管 VS 神經線 166
大麻的迷思與危害 170
用藥上癮？ 174
非甲非乙，丙也 178
腎上腺素之終極急救 182
愛滋病的「等於」和「不等於」 186
心血管的四大殺手排行榜（上） 190
心血管的四大殺手排行榜（下） 194

結語：從接種疫苗到顛倒醫護 199

自序

　　新冠疫情全球大流行，隨之而來是全民接種新冠疫苗，伴隨的就是全民大驗身。因著要接種新冠疫苗，很多朋友擔憂自己有隱疾而不自知，於是立定決心做個身體檢查。大家關心自己的健康狀況當然是件好事，有些朋友只做驗血，有些則做更多的造影檢查，甚至連「心血管電腦掃描」也包括在內。

　　若果自行在市場上選擇一些「驗身套餐」，大家的重點或許會集中在這個那個套餐包甚麼、不包甚麼，但到底驗的項目代表甚麼，相信大家都只是一知半解。如果報告回來後「一切正常」，那就代表很健康嗎？若果出現一些紅字或者向上向下的箭嘴，那麼是不是代表健康出了大問題？事實上，更重要的是，收到驗身報告後，應該找甚麼專業人士替你「睇報告」。

　　我在社區前線服務，這期間也為很多病人看過這些報告。我深深感受到，體檢驗多驗少不是問題，有個稱職的家庭醫生為你看報告、準確分析和解說各項「正常」和「非正常」的意義才是最重要。而且有家庭醫生在你驗身之後給你健康建議和計劃跟進方案，也是驗身以外的額外得著。

＊　　　＊　　　＊

　　2020 年初，我和花千樹出版社合作的《家庭醫生——守護健康最前線》一書，在香港經歷第二波疫情時編輯完成。兩年過

去，我們經歷的也太多了：打還是不打新冠疫苗？打哪種疫苗好？打之前要做甚麼身體檢查？該如何做病毒檢測？真的要排幾個鐘到社區中心做「核酸」測試嗎？改為留「口水」準確嗎？「撩鼻」做快速檢測又可以嗎？

結果第五波疫情在 2022 年 2 月中在社區大爆發，我們最不想見到的情況最終都出現了。疫情進入院舍，眾多體弱長者和院友染病，公營醫療服務也因感染人數太多、所致的重症太多而有段時間支撐不住，出現短缺。期間大家經歷過各種艱辛，也承受了莫大的犧牲，最終才熬過最困難的時候。

我經常回想，若果我們能早一步為大部分院舍長者和院友打疫苗，第五波疫情的結果會否不同？新冠疫苗是新事物，大家有懷疑是合理的。那該由誰人為大家解答疑慮？儘管傳媒大力宣傳疫苗安全有效，但真正能令大家放心打針的，很多時還是要靠在社區最前線照顧大家的家庭醫生。根據我過去一年多的經驗和觀察，診症時跟病友談談疫苗，理解他們的擔憂，清晰地解答他們的疑問後，絕大部分之後都會輕輕鬆鬆地去打針。下次覆診時，病友們都感謝我鼓勵他們去打針，我心中也很感激他們對我的信任。

＊　　＊　　＊

新冠疫情這兩年多時間，醫療相關的新資訊多得很，涉及眾多醫學範疇，有病毒學、免疫學、過敏學、流行病學、公共衛生學、統計學、藥理學等。這全部都和我們家庭醫生有關，因此我們也努力持續學習，確保自己與時並進，將新知識融會貫通。我們眾多同業都做得很好，真的要給自己和大家一個「like」！

《防病未然》是我和花千樹合作出版的第二本書。希望此書能夠幫助大家計劃最適合自己的疾病預防策略，做的不要少，也不要多。感謝出版社的信任和建議，令到書的內容更貼地，更能解答到大家的健康疑問。當然也要感謝香港家庭醫學學院公眾教育委員會的同事們，多年來一起為大眾健康努力付出。更要感謝學院院長周偉強醫生、院監傅鑑蘇醫生，以及各位院監和會董們多年來對我的支持和鼓勵。

書中大部分文章的初稿，是過去兩年多曾在《信報財經新聞》的香港家庭醫學學院專欄刊登過的文章。再次感謝《信報》惠允轉載文章，並長期支持本港家庭醫學的發展。

疫情過後，香港的基層醫療定會有新的發展，而重中之重肯定是有稱職的家庭醫生參與其中，在前線做好實幹和協調的工夫。也盼望未來有更明確的政策，各位家庭醫生同業亦精益求精，幫助大家找到適合自己的家庭醫生。

顏寶倫醫生
2022 年 6 月

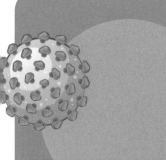

Chapter 1

身體檢查前，要知道的驗身攻略

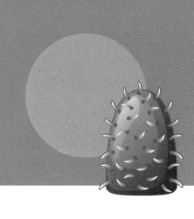

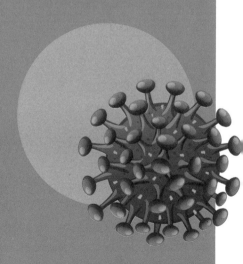

驗血篇

近來很多人打新冠疫苗前，選擇先去做個驗身。市場上各種「驗身套餐」多的是，有些推銷方法就像日常購物般，可以由消費者自由選擇心儀的項目，事前無需要見醫生；有些比較好的套餐則會包括檢查後安排見醫生解釋報告。

驗身前的準備及正確心態

其實平日不時都有病人拿出新鮮剛做的驗身報告前來問醫生說：「醫生，我份報告說我這裡那裡不正常，你可以幫我看看嗎？」人們驗身前普遍都不會先見見醫生諮詢專業意見，到發現問題時才急急找醫生問個明白。其實驗身前和驗身後，都應該見醫生，當然最好是找有資歷和熟悉你的家庭醫生。驗身前先見家庭醫生，醫生可根據你的家族病史（如家人心血管病和癌症的歷史）、過往的健康病歷和現在的身體狀況，並回顧以往檢查的結果，建議你真正所需的驗身項目，如此驗身檢查就可以更加準確和有意義，更能反映你的健康狀況和準確預測未來。

也有朋友每當有健康疑問，或者身體不適時，第一時間就想到不如找個「驗身套餐」「大包圍」地驗驗，看看會找到甚麼問題。若果報告結果是「正常」，那就代表沒有事嗎？那些擔憂和不適就沒有問題嗎？若果大包圍地驗出了一些「不正常」項目，那又代表是當下不適的原因嗎？這些情況，絕不應該胡亂去驗

防病未然
家庭醫生的健康提示及疾病預防策略

身，而是要「睇醫生」，就著自身個別的不適，具針對性地看清楚、檢查清楚問題的所在。

假設做驗身只為保健預防，身體並沒有不適，那麼驗身的項目理論上應該被視作普查（universal screening）性質，甚麼項目該驗、甚麼項目不該驗，也要以普查的準則、實證醫學的支持來做決定。實際上，大眾驗身的目的通常主要是為了及早找出一些未知的隱疾，尤其針對兩大類都市殺手病——心腦血管病和癌症，也有為了某些傳染病而設的相關檢驗項目，此類驗身要驗的項目或會更多。

驗血項目，不是「多就是好」

先說各種各樣的驗血項目，包括腎功能、肝功能、血全圖、空腹血糖、血脂組合、尿酸等，可以視為基本的檢查。也有些比較貴的「套餐」會加上血鈣、血球沉降率、類風濕因子、甲狀腺功能等。根據經驗和觀察所見，若果身體沒有不適，隨意驗這些額外的項目，意義實在不大。驗血項目肯定不是「多就是好」，選多選少最好先問問醫生意見。

多數驗血的項目都並非黑白分明，而是連續變數，有其參考範圍（reference range）。各項目參考範圍的定義都有不同，每間化驗所的範圍也有些不同。有些項目是以正常人的常態分佈來定義範圍（常見例子有腎功能裡的「肌酸酐」、肝功能裡的「丙氨酸轉氨酶」、血全圖裡的「血紅蛋白」），若果度數分佈在頭尾兩端便會被定義為過低或過高。有些則以「風險」的概念來定義範圍（例子：血脂組合裡的「低密度脂蛋白」、空肚血糖、尿

酸），研究發現若果度數高過某水平會增加患病風險，就會定義為過高，意思是「不理想」（suboptimal）。當然，若果驗出來的度數離開參考範圍很遠，那通常就真的有大問題；但若果驗出的只是少許過高或過低，那又該如何分析呢？評估各項驗血的重點都不同，驗身後見醫生時，醫生自會仔細和綜合分析，並提出跟進的建議。

檢驗腫瘤標記，叫人驚心動魄

很多驗身套餐更會加碼，驗血液的時候，一併檢驗各種腫瘤標記（tumor markers），更可以以「自選」的形式選擇！例子（和聲稱相關的腫瘤）有：甲胎蛋白 AFP（肝癌）、癌胚抗原 CEA（大腸癌、肺腺癌）、前列腺特異抗原 PSA（前列腺癌）、CA 72-4（胃癌、胰腺癌）、CA 19-9（胰腺癌）、CA 125（卵巢癌）、CA 15-3（乳腺癌）等。這些腫瘤標記在臨床上用得上的情況，是為有徵狀、懷疑是患上癌症的病人，在「診斷」上作輔助之用（若果過高，真正患癌的機率便更高）；同時在「預後」時作監察病情之用（癌症受控後，標記會從高降低；若再上升代表癌症復發）。但無徵狀的人士以「任揀」形式隨意驗，結果只會叫人驚心動魄！

以這些腫瘤標記做普查，靈敏度低、特異度低、陽性預測值低、陰性預測度低，用作驗身項目絕對不合適（PSA 非常勉強可以視為例外，也曾經被當為一項普查項目，但研究發現此舉弊處甚多）。簡單地說，就是標記驗到正常不代表沒有患癌，驗到過高也不代表患上癌症，即是「冇用」！常見的麻煩情況，就是

防病未然
家庭醫生的健康提示及疾病預防策略

身體沒有任何徵狀，但某個標記的度數卻高了一丁點，那代表我患有這癌症嗎？原本驗身是求安心，但驗過這些標記後卻無端要害怕患癌！在沒有諮詢醫生前就去驗這些腫瘤標記，既花錢、又「冇用」，甚至有害。

值得驗清楚的項目

但有些項目很值得趁驗身時驗清楚，例如是乙型肝炎表面抗原和抗體。香港成年人約每十個就有一個為乙肝帶病毒者，大多都是隱藏著，沒有任何徵狀，最可怕的情況是一旦發現已經是末期肝癌，欲醫無從。男性乙肝帶病毒者的患病風險尤其高。若問一個成年男士：「你知道自己是乙肝帶病毒者嗎？」相信很多都答不上。乙肝帶病毒者應定期驗血監察（這時定期驗甲胎蛋白AFP 這腫瘤標記便有需要），高危者可考慮定期做超聲波來檢視肝臟的狀況。現在治療乙肝的藥物很有效和便宜，可以有效地為高危的慢性乙肝患者壓抑病毒，並預防各種併發症和肝癌。若果驗身時可確認自己的乙肝狀態，實在是件好事。

下篇再談驗身時各項造影檢查和其他項目的建議。驗身原本希望求個安心，但若果拿捏不準、分析不當，反而可能帶來無謂的擔憂甚至傷害。此外，很多情況不能單靠驗身解決，若果有疑問和不適，真正所需的，是家庭醫生的幫助，為你解決疑難。

健康提示小錦囊：驗血項目

項目	檢驗細項及意義	醫生的提示
腎功能	檢驗血液裡的鈉、鉀、尿素（urea）、肌酸酐（creatinine），可反映腎臟調節身體電解質和排出新陳代謝毒素的功能。	● 常做的檢查項目 ● 不同化驗所的參考範圍會有輕微差別
肝功能	檢驗血液裡的總蛋白、白蛋白、總膽紅素、鹼性磷酸酶（alkaline phosphatase, ALP）、丙氨酸轉氨酶（alanine aminotransferase, ALT）。總蛋白和白蛋白顯示肝臟製造蛋白的功能；總膽紅素和 ALP 則顯示膽汁和膽管的狀況；ALT 反映肝細胞組織是否有受損害。	● 常做的檢查項目 ● 不同項目的異常反映肝臟不同的問題
血全圖	檢驗紅血球的狀況（血紅蛋白的分量、紅血球的數量和大小）、白血球的狀況（數量，或加上種類）、血小板的數量。	● 血紅蛋白過低就是貧血，要找出原因 ● 各項度數稍高稍低很常見，若無不適或可以先觀察
空腹血糖	沒進食八小時後的血糖，是最常用作診斷「糖尿病」的檢查項目。	● 過高（>=7 mmol/L）就是「糖尿病」 ● 現今定義為「正常」的度數越來越低：若度數為 > 5.6–6.9 mmol/L 就是「血糖偏高」（又稱「前期糖尿病」）
血脂組合	檢驗總膽固醇（total cholesterol）、三酸甘油酯（triglycerides）、高密度膽固醇（HDL cholesterol）、低密度膽固醇（LDL cholesterol：通常以算式計算出來；也有直接量度出來，收費會貴很多）。這是評估心血管病風險的重要項目。	● HDL 即是「好膽固醇」（保護血管），越高越好 ● LDL 就是「壞膽固醇」（阻塞血管），越低越好
尿酸	尿酸為代謝廢物，若過高並積聚在關節會引起急性發炎，即是「痛風」（gout）。	● 尿酸越高，痛風風險越大 ● 嚴重痛風患者可以服藥降低尿酸，及預防痛風發作

項目	檢驗細項及意義	醫生的提示
血鈣	檢驗血液的鈣質。過高或過低通常因「副甲狀腺」（parathyroid glands）的異常或腎衰竭所致。	● 血鈣的水平跟「骨質疏鬆」完全無關
紅血球沉降率	紅血球沉降率（erythrocyte sedimentation rate, ESR）代表血液裡「發炎」的程度。	● 度數越高，代表血液發炎情況越嚴重 ● 通常原因為「自我免疫系統病」或「感染」所致
類風濕因子	類風濕因子（rheumatoid factor, RF）是專門診斷「類風濕性關節炎」（rheumatoid arthritis, RA）的項目。	● 很多人關節痛都擔憂是患上 RA 這大病。若臨床上不像 RA，RF 又陰性，就可以排除病症
甲狀腺功能	包括促甲狀腺激素（thyroid stimulating hormone, TSH）、四碘甲狀腺素（thyroxine, T4）。	● 身體不適時常做的檢查項目 ● 用來排除甲狀腺素過高或過低的可能 ● 若結果正常便可排除病症
腫瘤標記	包括甲胎蛋白 AFP（肝癌）、癌胚抗原 CEA（大腸癌、肺癌）、前列腺特異抗原 PSA（前列腺癌）、CA 72-4（胃癌、胰腺癌）、CA 19-9（胰腺癌）、CA 125（卵巢癌）、CA 15-3（乳腺癌）等。	● 一般適用於懷疑患上癌症的病人及在「預後」時作監察病情之用 ● 若果為無身體不適、無相關癌病家族史的朋友作體檢項目，則意義不大，甚至會帶來傷害（AFP 和 PSA 的詳情請見內文）
乙型肝炎表面抗原和抗體	乙肝表面「抗原」（hepatitis b surface antigen）：陽性就是「帶病毒者」；抗乙肝表面抗原「抗體」（anti-HBs antibody）：陽性代表曾受感染或已接種疫苗，並已經有免疫力。	● 香港所有在 1988 年前出生，或不確定自己乙肝狀況的成年人，都應該驗這項目，並與家庭醫生商討跟進

造影篇

　　坊間各種「驗身套餐」中，除了驗血外，或多或少都包括一些醫療造影（imaging）檢查。造影項目的多少，會大大影響套餐的價目。若果不需要考慮價錢，那麼我們是否應選擇最多造影項目的套餐呢？然而，要知道驗得越多，未必越好，選擇驗身的造影項目時，建議先問問家庭醫生的意見。

造影檢查的基本流程

　　造影檢查包括照 X 光、超聲波、電腦掃描及磁力共振（magnetic resonance imaging, MRI），MRI 費用昂貴，較少用於身體檢查。在造影檢查的基本流程方面，造影最重要是靠放射科醫生（radiologist）（或有小部分由放射科技師〔 radiographer 〕）負責「寫報告」。放射科醫生從來沒有見過病人本身（做體檢其實嚴格上不算病人），也完全沒有病人的臨床資料（因為是驗身，所以不需要有資料），寫報告時完全依靠造影所見到的發現。（超聲波則有所不同，是實時由醫生或技師操作進行，檢查時可以和病人有交流。）

　　放射科醫生的責任，就是要將影像裡的「不正常」發現，全數寫出來。有時可能真的「唔好彩」剛巧找到一些嚴重問題，但更多情況是一些「不是正常，但又非嚴重」的發現。負責寫報告的放射科醫生需要將所有發現一併寫出來，並提出一些跟進的

建議。至於如何向病人解釋、如何將影像發現和其他臨床發現合併、如何實際處理，是由為病人「睇報告」的醫生負責。如果看報告的是個有資歷的家庭醫生，就可以為病人提供最合適合理的建議。

如何跟進「偶然發現」？

其中「肺 X 光」相信是驗身造影的基本項目。照肺片簡單安全有用，輻射量很低，可用作胸膛的初步檢查。照肺片，可以初步評估眾多肺部病患的可能性（肺炎、肺癆、肺癌、肺積水、肺水腫），也可以初步評估心臟的大小和形狀，是非常有用的造影檢查。但報告裡往往會寫出一些比較細微、有時屬模稜兩可的發現，如一些鈣化點、纖維變化、肉芽腫（即是「結痂」）等。報告白紙黑字將這些全無徵狀的細微發現如實地寫了出來，那之後該如何跟進這些「偶然發現」（incidental finding）呢？這是問題的所在。

其中一個很有用又即時見效的解決問題方法是「跟舊片比較」。如果手上有以前照過的肺片，就可以將新片報告所指示的發現和舊片做對比。若果舊片（越舊越好）在同一位置也有相同的發現，而病人多年都沒有任何問題，沒有任何徵狀，就可以相當肯定那些發現「沒有臨床上的重要性」（沒有問題的醫學術語）。也可以「用時間來診斷」，安排病人數月後覆照（X 光較可行，因較便宜方便和低輻射），觀察病人的情況和期間的變化。

檢驗前要有心理準備

全腹超聲波也是驗身常有包括的項目，通常可以初步評估肝、膽、胰、脾、雙腎、膀胱、男性的前列腺、女性的子宮和卵巢的狀況。超聲波檢查完全無害無輻射，結果即時可見，照完後若沒有異樣可以相當安心。照超聲波時醫生的責任也同樣是將所有發現如實報告，所以也會將一些微細的發現報告出來。其中較常見到的情況是發現水囊（cyst，或囊腫）。超聲波照腹腔內臟如肝、胰、脾、腎等，都常常發現有水囊；若水囊細小和結構簡單，一般甚少有臨床上的重要性，反而重點在於之後該如何跟進。檢驗前，我們要有這方面的心理準備會較好。

都市人驗身照超聲波前，另一樣要有心理準備發現的，就是脂肪肝（fatty liver）。很多病人在檢查後發現有脂肪肝，彷彿晴天霹靂，非常擔憂。脂肪肝是指脂肪積聚在肝臟的狀態，實質反映身體熱量和營養過多，最終轉化成脂肪儲蓄在肝裡，並非甚麼大病或洪水猛獸。可幸脂肪肝是可以逆轉、有得醫的，但治療的方法並非食甚麼藥物，而是戒口和做運動這兩大健康不二法門。當然發現有脂肪肝後更要注重保護肝臟，趁機戒酒，處理好慢性病毒性肝炎，避免傷肝的藥物，對健康都是有益的。

不要隨便照甲狀腺

體檢時要照甲狀腺的超聲波嗎？若果沒有甲狀腺的腫脹或其他徵狀，就不要隨便照甲狀腺了！即使以超聲波照一個「正常」的甲狀腺，報告裡也很可能會出現很多術語來描述甲狀腺的情況（如「囊腫」、「結節」、「病灶」等，也是因為報告要如實報

道）。若果甲狀腺無腫無痛，那該如何分析跟進這些發現呢？若以超聲波為甲狀腺癌作普查，更會導致大量的過度診斷和過度治療，結果令病人無端受害（當然若有甲狀腺的腫塊就另當別論）。

那女士們應該在體檢時一併做「乳房 X 光造影」（mammogram, MMG）嗎？照 MMG 作普查是希望及早發現癌症，但同時會帶來過度診斷和過度治療的害處，令到健康無恙的女士受驚受害。體檢時考慮做 MMG，必須先理解和考慮其利弊，最理想是每位女士做決定前先和家庭醫生討論，並評估患上乳癌的風險，然後作個「共同參與決定」（shared decision making）（詳細可見〈乳房造影篩查：困難與解決〉）。

定期的體檢應該包括一些具實證支持的普查項目，如五十歲以上開始的「大便隱血測試」和為合適女士做的「子宮頸細胞抹片檢查」。總括而言，若果想要驗身，第一步不是要考慮哪個套餐較合適，而是找家庭醫生傾傾，相信得益肯定更多。

健康提示小錦囊：造影及其他項目

項目	檢驗細項及意義	醫生的提示
肺 X 光	可初步評估眾多肺部病患的可能性（如肺炎、肺癆、肺癌、肺積水、肺水腫），及可初步評估心臟的大小和形狀，是非常有用的造影檢查。	● 常做的檢查項目 ● 若有些細微的發現，可以跟以往照過的肺 X 光做對比
全腹超聲波	可初步評估肝、膽、胰、脾、雙腎、膀胱、男性的前列腺、女性的子宮和卵巢的狀況。檢查完全無害無輻射，結果即時可見到。	● 有用的檢查項目 ● 要有心理準備會發現有水囊；脂肪肝這都市健康問題也很常見
甲狀腺超聲波	甲狀腺的超聲波有時會包括在「體檢套餐」內。但若果沒有甲狀腺的腫脹或其他徵狀，就不應特別檢驗；更不應用作「癌症篩查」的項目。	● 簡單地說：甲狀腺，冇乜事，唔好照 ● 若甲狀腺有脹大或腫塊，超聲波則有助分辨其性質
乳房 X 光造影	乳房 X 光造影通常是用來為無徵狀的適齡女士做乳癌篩查，但當中有利有弊，應在決定檢查前理解清楚。	● 本港現在有為 44 至 69 歲女士評估患上乳癌風險的工具，詳情請參見 cancer.gov.hk 中的「乳癌風險評估工具」
大便隱血測試	大便隱血測試（每次要留兩個樣本）是用作大腸癌篩查的項目，簡單清楚。若為「陽性」則需進行大腸內窺鏡做確診檢查。	● 建議 50 至 75 歲無徵狀人士可以每兩年做一次檢查
子宮頸細胞抹片檢查	子宮頸細胞抹片檢查是子宮頸癌的篩查項目，直接清楚評估子宮頸細胞的狀況，非常有效預防和及早發現子宮頸癌。 （較新的篩查方法是評估子宮頸細胞是否有「人類乳頭瘤病毒」〔human papillomavirus, HPV〕中高危致病的 HPV 16 或 18 型病毒感染。）	● 25 至 64 歲曾有性經驗的女士，應定期接受篩查。即使無症狀、無家族病史、或已收經，及已接種預防子宮頸癌疫苗都應做檢查。

防病未然
家庭醫生的健康提示及疾病預防策略

婚前檢查篇：兩個貧血（上）

嘉儀和啟明計劃結婚，到了某機構做「婚前檢查」。他倆一向身體健康，於是選擇了基本的計劃。結果出來後，發現兩人都有貧血（anaemia）！其他的檢驗都正常，兩人也自覺無恙，那為甚麼會患上貧血呢？兩口子便到嘉儀小時常看的家庭醫生處問清楚。

普遍來說，適婚的年輕男女通常都「身體健康」，但在結婚這人生大事前，做個適當的檢查也是好事。正因為男女雙方向來都健康，所以婚前檢查很可能是他們人生中第一次做的檢查，也很可能因而找出一些隱藏的問題。至於問題是否真的「有問題」，就要找家庭醫生幫助評估和分析。

基本的婚前檢查驗甚麼？

基本的婚前檢查中，驗血有「血全圖」（complete blood picture：包括紅血球、白血球、血小板數量，血色素，紅血球體積），血型（A、B、AB、O 型），類猴型 Rh（D）因子（陽性或陰性），乙型肝炎抗原及抗體。另外，準新娘會驗德國麻疹抗體；準新郎會驗精子（數量、形態、活動力）；尿液方面則驗尿糖和尿蛋白。

有些婚前檢驗項目需要些解說。例如在乙型肝炎方面，自

1988 年起，本港為全部新生嬰兒注射三針預防疫苗後，乙肝所引致的肝病症，如肝硬化和肝癌，在這一輩年青人已經大大減少。因此準新人通常會驗到乙肝「抗原」為「陰性」（即沒有帶病毒）；但血清裡的乙肝「抗體」（antibody）水平很可能隨著時間漸漸降低，往往在檢查時呈「陰性」（檢驗不到）。不過，其實只要在兒時打齊三針，免疫系統裡的細胞免疫力和抗體記憶力會仍然存在，即使他日有可能接觸到乙肝病毒（經性接觸、血液接觸），免疫系統都會迅即作出反應來殺滅病毒，所以通常建議不需要再打乙肝的疫苗加強劑。

另外，為何準新娘要驗德國麻疹抗體呢？這是因為如果在懷孕早期感染「德國麻疹」（rubella / German measles）可以導致胎兒發展畸型。香港的男女孩子，基本上全部已在一歲和六歲注射了兩劑「MMR 三合一疫苗」（measles-mumps-rubella），所以「抗體」會是「陽性」（有抵抗力），準新娘基本上都可預防懷孕期受感染的風險。但若果準新娘驗到德國麻疹「抗體」為陰性，則建議再打 MMR 疫苗，希望在婚後懷孕時得到充足的保護。

說回嘉儀和啟明的情況。醫生先看嘉儀的「血全圖」，其「血紅蛋白」（haemoglobin, Hb）為 10.0g/dL（屬於低；參考範圍：11.5 至 14.3，低於此範圍就是貧血）；再看其「平均紅血球體積」（mean corpuscular volume〔 MCV 〕，即紅血球的「大小」）為 70fL（屬於低；參考範圍：81 至 97，偏低代表紅血球是「細粒」的）；「紅血球數」（red blood cell count，即一定體積裡的紅血球數目）為 3.2 x 10^12/L（屬於低；參考範圍：3.7 至 4.9，低於此範圍就是紅血球少了）。她的白血球和血小板則正常。

防病未然
家庭醫生的健康提示及疾病預防策略

典型的「缺鐵性貧血」

以上這些數字或令大家感到混亂。說人話就是，嘉儀驗出的紅血球又細又少，血紅蛋白又低，所以是「唔夠血」，患上「貧血」。她的血全圖顯示出典型的「缺鐵性貧血」（iron deficiency anaemia）：鐵質是血色素（下簡稱為「血」；白血球和血小板從略）最重要的元素，也是身體製造血時最主要的「限制因子」（limiting factor）。若果缺乏鐵質，負責造血的骨髓就「巧婦難為無米炊」，無法製造足夠的血。年輕女士每個月的經期都會失血，若果不能從食物裡吸收足夠的鐵質，每個月累積下來，就會「入不敷支」，因為「缺鐵」，造成「貧血」。

原來嘉儀近兩年的月經雖然很準時，但經量都較多和經期較長，她也漸漸習以為常；加上快當新娘子，因為怕長胖，於是盡量少吃豬牛羊等含豐富鐵量的紅肉。結果出血多、吸鐵少，身體儲存的鐵質也用盡了。因為鐵質不足，骨髓製造出來的每顆紅血球都比較「細粒」（驗出就是紅血球體積低），數量也少（即是紅血球數低），得出的血紅蛋白也較低。

不過，因為嘉儀現時血紅蛋白並非十分之低，而且是在近兩年間逐漸下跌，所以她沒有出現明顯的貧血徵狀。但若然她嘗試做劇烈運動，就會因不夠血，血液的輸氧量不足，影響心肺功能，容易出現氣促和力有不逮的情況。如果她不幸中了新冠病毒，其貧血也有可能導致更嚴重的病情。

當然嘉儀也可能是因為其他源頭出血引致貧血。如果病人是個長者而又發現患上缺鐵性貧血，就必須考慮其他出血原因，如腸胃出血、患腸癌或胃癌等嚴重病患的可能。家庭醫生在嘉儀的

報告上指示和解釋，並詢問她的經期的情況，和是否有其他異常出血的病歷。臨床評估的結果也跟「月經過多」引致缺鐵性貧血的情況吻合。醫生安排她再抽血驗鐵質的水平，若果驗出鐵質低便可以確診缺鐵性貧血；也安排她進行腹部和盆腔的超聲波，特別評估子宮的狀況，以排除是「子官肌瘤」或其他病症引致經血過多。醫生也為嘉儀處方口服鐵質補充劑，吸收充足鐵質這造血的原材料後，骨髓便隨即開工造血，貧血也隨之得到改善。

嘉儀理解自己的情況後，也放心下來，但她當然沒有忘記身旁的未婚夫。「醫生，啟明他沒有經期，也經常做運動，身體都沒有問題，那為甚麼他也有貧血呢？」她擔憂地問醫生説。

婚前做檢查，驗出兩個都貧血。啟明貧血的情況當然跟嘉儀不同，下篇再談。

婚前檢查篇：兩個貧血（下）

　　嘉儀和啟明結婚做婚前檢查，準新娘發現因月經失血過多所致的「缺鐵性貧血」；但準新郎年輕力壯，也沒有異常出血，那為何他也驗到有貧血呢？

　　家庭醫生檢視啟明的「血全圖」報告：他的血紅蛋白（haemoglobin, Hb）為 13.3g/dL（屬於稍低；參考範圍：13.5 至 17.3；男性的血色素普遍較高）；再看其「平均紅血球體積」（mean corpuscular volume，MCV，即紅血球的「大小」）為 67fL（屬於低；參考範圍：80 至 96；即他的紅血球很「細粒」）；「紅血球數」（red blood cell count，RBC，即紅血球數目）為 6.66 x 10^12/L（高很多；參考範圍：4.40 至 5.80；即是他的紅血球數目多了很多）。他的白血球和血小板也是正常。

　　啟明血液裡的紅血球「好細粒」，但數目卻多了許多，結果得出來的血色素只是稍稍低了一點。這個血全圖所顯示的，並非缺鐵性貧血，而是典型的「隱性地中海貧血」（thalassemia trait，或稱「地中海貧血基因攜帶者」）。

地中海貧血

　　「地中海貧血」（thalassemia）是遺傳而得的貧血。這個名字大家都聽過，因為這病患在地中海沿岸如希臘、土耳其、意大

利和附近多個海島都很普遍，並先由西方醫學確認而因此得名。除了地中海，「地中海貧血」在亞洲南部（包括香港）也很常見。正式的地中海貧血是嚴重病症，需要長期接受輸血；但若果是「隱性」的地中海貧血，情況就完全不同了。

此處要上上生物和化學課了：人類「血色素」的成分是「血紅蛋白」，這是由四條蛋白鏈組合而成的，當中最大部分是由兩條「甲型鏈」（alpha chain）和兩條「乙型鏈」（beta chain）組成的「血紅蛋白A」（HbA）——甲乙甲乙梅花間竹地組合成一個立體的四聯體。每條鏈都帶有一顆「鐵」離子，負責和「氧」分子結合；當一顆鐵離子和一顆氧分子結合後，會令到其餘三條鏈的鐵更容易和氧結合，完美的設計成就美妙的協同效應，令到血紅蛋白A以最有效率的方式，將氧分子經血液循環帶到全身各個細胞、組織、器官。

血紅蛋白的「甲型鏈」由位於第十六條「染色體」的兩組基因負責製造；「乙型鏈」則由位於第十一條染色體的一組基因製造。我們每人都從父親和母親處各自遺傳一組染色體，若果這些基因都正常（甲型鏈共四組，乙型鏈共兩組），所製造出的血紅蛋白自然正常；若果這些基因有缺陷，所造出來的血紅蛋白也會出問題，臨床上就是各種嚴重程度不同的地中海貧血。

先說「乙型」地貧，如果患者（胎兒）從父親母親各自都遺傳了有缺陷的基因，兩組製造乙型鏈的基因均有問題，便會大大影響到血紅蛋白的數目和功能，即是患上「重型乙型地貧」（Beta thalassemia major）。那麼孩子出生後就需要定時接受輸血，成長和發育也受影響；長期輸血會導致過多的鐵質積聚在

體內，需要接受去除鐵質的「螯合治療」；骨骼也因為骨髓的過度增生（因為希望可以製造多些血）而有變異，令患者的骨骼外觀受影響。

隱性地中海貧血

若果胎兒只是從父母其中一位遺傳了有缺陷的基因，而從另一位遺傳了健康的基因，這胎兒可以完全無恙地健康發育成長，出生後也完全沒有任何問題，沒有任何徵狀，屬於「隱性地中海貧血」患者。

隱性地貧「患者」基本上完全健康，若非經過驗血，可能自己根本不會知道。這就是啟明的情況：他一直健康，血色素的水平只是稍稍低於正常的下限，完全不會影響他的體能。很多朋友發現自己為隱性地貧後，都會問自己是否需要服用甚麼「補血藥」？這狀況和自己身體其他的毛病有沒有關係？家庭醫生可說明清楚此情況是不需要服食任何補血藥（體內鐵質正常甚至過多），而且不會造成任何問題（從胎兒受孕後已經存在），身體有任何問題也不要歸咎這狀態（若因為其他病症而有貧血當然另作別論）。

再以啟明的血全圖來說明：因為他兩組基因的其中一組有缺陷，但另一組正常，所以身體最終仍然可以製造出幾近正常分量的正常血紅蛋白。但其實他每顆紅血球裡的血紅蛋白分量都較正常少，所以會比正常「細粒」，因此在驗血時發現 MCV 較低。而身體最好的適應方法就是「以量補質」，雖然每顆血紅球的「質」差（血紅蛋白較少），但骨髓卻能製造更大「量」的紅血

球以補償（啟明的 RBC 數明顯比正常高），結果血液最終可以維持幾近正常的血色素。「MCV 低、RBC 數高、Hb 正常或稍低」，就是隱性地貧的典型情況。

如何確定是隱性地貧呢？

這可以進行血紅蛋白分析，以「電泳」（electrophoresis）方法分開不同種類的血紅蛋白。若果是乙型地貧基因攜帶者，就會發現其「另類」的「血紅蛋白 A2」（HbA2，結構是兩條甲型鏈和兩條丁型鏈〔 delta chain 〕）會較多。正常人的 HbA2 佔總血紅蛋白的 2.4% 至 3.6%；乙型地貧基因攜帶者的 HbA2 比例會更高，例如啟明其後的檢查發現其 HbA2 比例為 5.6%，便可確認為乙型隱性地貧。

若果是「甲型」地貧，以電泳分析其血紅蛋白時，則會發現有「血紅蛋白 H」（HbH）出現：甲型地貧因為製造甲型鏈有缺陷不足，相對地多出來的乙型鏈便可能會自行將四條鏈組成四聯體。這些「乙乙乙乙」四聯體（稱為 HbH）會在一些紅血球裡形成眾多顆粒，若果在顯微鏡檢視下見到這些奇異的帶顆粒紅血球，就可確定為甲型地貧。

最嚴重的「甲型」地貧，是胎兒從父親和母親處遺傳到的四個製造甲型鏈的基因都有嚴重缺陷，沒有正常甲型鏈的胎兒不能成長，只能胎死腹中。而遺傳到有缺陷的基因越多（可以是三個、兩個），貧血情況也越嚴重。若果四個基因中只有一個有缺陷，就會成為甲型隱性地貧患者，可以完全無恙，只有在驗血時才會被發現。

不論是甲型還是乙型地貧，都是以「體染色體隱性」（autosomal recessive）的方式遺傳（每人的「體染色體」共23對、46條染色體，各自從父母得到23條）。若果當中只有單一染色體的某個基因有缺陷，而另一染色體的基因為健全，那個人就「不會」出現相關的遺傳病，但會成為該遺傳病的「隱性」患者或「基因攜帶者」。長大後再生兒育女，就有50%的機率將有缺陷的基因遺傳給下一代。

應否生育？

若果夫妻二人剛巧都是某遺傳病的隱性患者，他倆結婚生子，其兒女就有四分之一的機率各從父母處遺傳到有缺陷的基因。如果兩個基因都有缺陷，這人便會患上該遺傳病了！這就是「地中海貧血」的情況。香港有約8.5%人口是「隱性地貧」，約每十二人就有一個，他們都是健康無恙的人。婚前檢查要檢血全圖，目的就是要找出可能自己一向都不知道的隱性地貧患者。如果血全圖正常就肯定不是隱性地貧；若驗到如上述「MCV低、RBC數高、Hb正常或稍低」就很可能是隱性地貧。若果準新郎和新娘都驗出有隱性地貧，就要再分析是甲型還是乙型，並在懷孕前解釋清楚各種可能性。如兩位都屬隱性甲型，會有四分之一的機率發生最嚴重的胎死腹中；若兩位均屬隱性乙型，會有四分之一的機率產下中度至嚴重地貧的嬰兒；若父母各屬甲型及乙型隱性，則需要更詳細的分析。

說回嘉儀和啟明，隨後的檢驗確定啟明為乙型隱性地貧，為保險計也為嘉儀做血紅蛋白分析，確認她屬正常。覆診時，嘉

儀忍不往心裡的擔憂，問醫生：「我們結婚後是否不應該生 BB
呀？」

　　隱性地貧在本港很普遍，對其存誤解就更普遍。一個正常、
一個隱性地貧，生兒育女絕無問題！家庭醫生為準新人解釋婚前
檢查時，也可以為他們解釋清楚，使他們不需要有無謂的擔憂！

驗尿篇：泡泡尿等於蛋白尿？

近年大家留家抗疫，對健康也更加關注，這當然是好事。傳媒的健康節目也越來越多，但大家會不會看過這些節目後，總覺得自己「很危險」，懷疑自己可能有很多隱疾未被發現呢？

廖先生在接種新冠疫苗前先去做身體檢查，發現患有高血壓，在驗血檢查中發現血糖很高，確診為糖尿病。今日他拿著報告見家庭醫生，醫生跟他商量後，決定給他處方降血壓藥和口服降血糖藥。之後廖先生問醫生道：「醫生，最近有電視節目說要留心『泡泡尿』，我這兩日發現自己的小便有很多泡，我要驗驗嗎？」

醫生翻看他的驗身報告，回答說：「驗身時，已經有用試紙初步驗過你的尿液，並沒有發現『蛋白尿』（proteinuria）。但因為你患有糖尿病，所以要再仔細驗多次尿，看看有沒有『微白蛋白尿』（microalbuminuria）。」

「泡泡尿」是近年很常談到的健康資訊，但其實最要留心的是「蛋白尿」。之所以要特別關注「蛋白尿」的問題，是因為這是腎臟出現問題的其中一個最早徵狀。腎臟是負責排出身體廢物毒素的器官，其功能主要是依靠內裡的「腎小球」（glomerulus）。我們可簡單想像腎小球為一個「篩子」，當血液流過這個篩子時，血液內裡的廢物會被篩出，經處理後在尿液排出，而有用的物質（如「白蛋白」〔albumin〕）則不會被

排出，繼續保留在血液裡。腎小球主要由腎狀組織與微絲血管（capillary）組合而成，當任何一部分出現問題，便有可能引發腎臟的病患。

蛋白尿與糖尿病的關聯

蛋白尿跟糖尿病有很緊密的關聯。糖尿病是蛋白尿最常見的病因，而糖尿病引發腎臟病變的最早期徵狀也就是蛋白尿。糖尿病患者的血糖過高，會專門破壞微絲血管內壁的細胞，造成「微血管病變」。當腎小球內的微絲血管被長期過高的血糖破壞，腎小球就會像個穿了大洞的篩子，血液裡較大顆的白蛋白也從篩子處漏了出來，落到尿液裡面，形成「蛋白尿」（更準確是「白蛋白尿」），反映腎臟功能出現最早期的問題。理論上，因為液態蛋白質的「表面張力」較大，容易形成泡泡，因此尿液裡一旦有蛋白質便有可能使形成的泡泡持久不散，造成「泡泡尿」的現象。

且慢，每個朋友都應該試過小解後回看一下馬桶的水面時，曾發現撞起的一些泡泡吧？難道這也是蛋白尿？泡泡要多久沒消散才算有問題？是三分鐘？四分鐘？泡泡尿是一回事，蛋白尿卻是另一回事，兩者到底有多大關係？

泡泡尿不等於蛋白尿

從日常診症所見，經常有病人因發現尿液有泡泡前來求診，有些是因為收到「泡泡尿代表腎有問題」的訊息而感到不安，有

些則是明確地擔憂糖尿病與腎病的種種問題。就著前線臨床觀察統計所見，大部分因發現泡泡尿而來的求診者，檢驗尿液的結果都是沒有蛋白尿。另一方面，因為糖尿病是導致腎病的高危風險因素，患者需要以更準確的方法定期檢查「微白蛋白尿」，以盡早發現腎臟受影響的跡象。很多時候即使病者檢驗出有蛋白尿，甚至確定屬明顯的蛋白尿，再問病者時，很大部分都會回答說沒察覺到有泡泡尿。

　　如此看來，「泡泡尿是蛋白尿的徵兆」這健康資訊，其實有欠準確。以臨床診斷的原則分析（發現泡泡尿是「診斷方法」，蛋白尿是「診斷」），可看出這說法既不「敏感」（sensitive）（真正有蛋白尿的患者通常不會訴說泡泡尿的問題，即是見不到泡泡尿也不代表沒有蛋白尿），亦不「特異」（specific）（有泡泡尿問題的患者大部分都沒有蛋白尿，即是見到泡泡尿亦不代表有蛋白尿）。考慮每個診斷方法的「敏感度」（sensitivity）與「特異度」（specificity），是決定這個診斷方法是否有用的最基本考慮。我們收到的健康資訊是希望幫助病者盡早察覺其健康問題，故此也可以用診斷方法的標準來審視資訊的準確度。

健康資訊的準確程度

　　以上絕非吹毛求疵，也非故作高深（筆者不懂），故意將一條簡單的健康資訊拿出來批判一番。很多不準確的健康資訊，流傳在各大媒體裡，卻沒有機制監察其準確程度，就算是錯誤也不需負上任何責任。再以泡泡尿與蛋白尿這資訊為例，其「假陽性」（即發現有泡泡尿但根本沒有蛋白尿）的情況，就會導致不

少無事無幹的朋友望著坐廁裡剛排出來的尿液，甚至計算著泡泡消散的時間，白白增加了不少緊張和擔憂。其「假陰性」（即有蛋白尿卻沒有出現泡泡）的後果，更導致那些真正病患者誤以為其小便沒有泡泡，就不需理會蛋白尿問題，可能延誤了求醫診治。

不少健康資訊都有類似問題，如：「高血壓會引致頭痛」（實情：大部分的高血壓患者都沒有頭痛或其他徵狀；頭痛患者的血壓高低也跟頭痛沒關係）；「單邊手或腳麻痺是腦中風先兆」（診斷腦中風不會只考慮麻痺這單一病徵，腦中風亦甚少單單只出現麻痺；絕大部分麻痺的原因都不是腦中風）；「腰背痛當心是患上腎結石」（大部分腰背痛屬肌肉骨骼問題引起，並非由腎結石所致；腎結石除了腰背痛外也有其他的徵狀）。這些資訊或有其價值，但若果過於籠統或不夠準確，則很可能會令人無端擔憂，甚至會幫倒忙。

說到底，懷疑身體出現問題，最好立即找醫生查詢。盡早診斷病患、找出發病早期的蛛絲馬跡，是病人與醫生的共同願望。適當地定期做身體檢查以盡早找出常見的病患是需要的，但更重要的是找家庭醫生為你評估和給建議。如果懷疑自己出現健康問題或有任何疑問時，請不要自己或在朋友間「估估下」，甚至盲目相信一些自己都不確定真偽的資訊，還是盡快找醫生求證最好。

胃鏡腸鏡篇：發現息肉，怎麼辦？

不少病人見家庭醫生時，會趁機拿出最近新做的「驗身報告」，希望醫生可以幫手看看。家庭醫生熟悉各種檢查項目，當然可以幫到病人。間中有病人會告訴醫生說：「我在腸胃科專科醫生處照了胃鏡和大腸鏡，報告說胃和大腸裡都有『息肉』。那會是癌症嗎？」許多時候這些病人的身體都沒有任何不適，那該如何跟進處理呢？

「息肉」（polyp）在身體不同的器官內壁黏膜都可以出現，例如鼻腔、鼻竇、咽喉、胃、腸、膽囊、子宮、子宮頸、膀胱等裡面。有時皮膚的一些小肉粒也稱為息肉。這泛指一些突起的小粒，但在不同位置，有不同的病原和病理，也有很不同的處理和跟進方案。

做各種內窺鏡時發現息肉，若果只是一兩數粒，醫生會將其取出，並送往做「切片、染色、放到顯微鏡下觀測」的組織病理化驗。這是確定息肉「屬性」的最重要步驟。若果發現器官裡有很多粒息肉（常見於胃、大腸），醫生會找出較大、最典型的一兩粒做樣本化驗。

照胃鏡發現息肉很常見，約有 6% 的胃鏡檢查中會照到有息肉。大部分情況的胃息肉為「偶然發現」（incidental finding），即是病人並非為尋找息肉所以照胃鏡（這跟照大腸鏡不同，稍後詳述），即使發現到有息肉，通常也並非問題的原因。

那發現胃息肉，該怎辦？

這要靠看清楚組織的病理報告。報告最常見的發現是「胃底腺息肉」（fundic gland polyp）（fundic 來自英文 fundus，即底部，但實際結構上那是在胃「頂部」的圓拱部分），這些息肉或多或少，像粒圓滑的小珠在胃底（頂部）和胃體（corpus，接胃底、胃中央的大部分）。病理的變化在此不詳述，大家可以想像為分泌胃液的腺體生成了一粒東西。這些息肉基本上必屬「良性」，不會變癌（病人最想聽到的），如只有這些息肉，則不需要故意為監察這些息肉而再做胃鏡檢查（有其他發現和問題就另當別論）。

胃底腺息肉越來越常見，觀察研究發現這與長期服用「質子泵抑制劑」（proton pump inhibitor, PPI）這強力抑制胃酸的藥物有關。近年越來越多人因患上不同的胃病（胃酸倒流、胃潰瘍等）需要服用 PPI 才能控制病情，也越來越多病人因著心腦血管病需要長期服用「阿斯匹靈」（aspirin）或「薄血藥」（anti-coagulant），因此需要同時服用 PPI 來保護胃壁。這應是胃底腺息肉越趨常見的原因之一。研究也發現若果停用 PPI，這些良性的息肉有可能會自行消失。（另外一種更常用、力度屬中等的胃藥「H2 抗組織胺」（H2 anti-histamine）則沒有關係，不會引致這種胃息肉。）

但若在胃裡發現超過 20 粒這種息肉，就要考慮病人是否患上「家族性腺瘤性息肉症」（familial adenomatous polyposis, FAP），這是一種可在消化器官內生長很多不同種類息肉的遺傳病。

增生性息肉

　　另一種第二常見的胃息肉為「增生性息肉」（hyperplastic polyp）。這些息肉可以出現在胃內各處，較常見於胃部下端的胃竇（antrum）位置，是外觀呈紅色的小粒，表面和周遭的黏膜可能會有些出血或潰瘍。病理上可以視為胃黏膜因長期胃發炎後出現增生及再生的變化。那為什麼胃會長期發炎呢？這種息肉原來跟「幽門螺旋桿菌」（*Helicobacter pylori*, HP）（幽門為胃部最末部分，下接十二指腸）有關係，這壞菌感染引起的長期炎症有可能引發這種息肉。

　　因為 HP 為致癌物，所以做胃鏡時會同時取胃壁樣本做「快速尿素酶測試」或取活組織化驗。若果發現到 HP 的感染，醫生就會處方殺絕這壞菌的「三聯治療」（triple therapy，即 PPI 加上兩種高劑量的廣譜抗生素），可以同時預防這種息肉。

　　發現胃部有增生性息肉，會很少很少地增加了患胃癌的風險。（這跟大腸所發現的「增生性息肉」很不同。大腸的增生性息肉不會變癌。同樣名字，不同位置，有不同預後和處理，必須分辨清楚。）這也跟 HP 的感染有關。故此若病理組織確認為這種息肉，腸胃科醫生通常會安排約一年後再照胃鏡，以確認息肉有沒有復發、HP 是否已經被清除和會否有疑似胃癌的變化（如潰瘍、出血）。

較不常見的腺瘤性息肉

　　胃部息肉也可以是腺瘤性息肉（adenomatous polyp）。這種

息肉不常見，可以出現在胃部各處。其病理為良性腫瘤，組織檢查時須評估內裡細胞的「變異程度」（degree of dysplasia）。如發現有這些良性瘤，代表病者的胃部屬於「活躍」，會有較高的胃癌風險，需要定期再照胃鏡來監察胃的狀態。這種胃息肉的性質和大腸發現到的腺瘤息肉相似，同樣需要定期跟進，看看有沒有發現新的腺瘤，並觀察其他可能的早期癌變。

幾時要再照？

先說腸鏡，現在照腸鏡其中一個最常見的原因是為了做大腸癌的篩查。因為大腸癌的病變過程很清晰，先是長成「腺瘤」息肉；部分腺瘤裡的細胞越變越惡，最終變成早期的「帶癌細胞的息肉」（malignant polyp），再變成不同期數的癌症。大腸息肉由零開始生長，到變為帶癌細胞的息肉，過程緩慢，最少也在十年以上。所以照大腸鏡是有「保用期」的：若果今日照完腸鏡，醫生恭喜我說「很正常，沒有息肉」，那便可以「保用」十年，保我十年內不會患上腸癌，但十年後應再照照看有沒有新的息肉出現，到時再取走也不會遲。根據照大腸鏡所發現的大腸息肉數目、大小、形態，會有不同的「翻照」建議，這是很清晰的「風險評估」，風險越高，就要早些再照一次，以確保病人在期間不會患上大腸癌。

另一方面，最極端的情況是上述的家族性腺瘤性息肉症（FAP）：照大腸鏡時發現整條大腸內都滿佈息肉，數以百計，切之不盡。患者基本上必定會患上大腸癌（太多息肉了），所以要非常頻密地做大腸鏡檢查，甚至要考慮「預防性大腸切除」，

將大部分甚至全部大腸切除（若全部切除便可能須用「大便袋」了）；其他內臟如胃部都可能長有息肉，也需要定期監察。因為這是家族遺傳病，患者的直系親屬都需要評估檢查，或做病變的基因檢查。

至於用照胃鏡檢驗胃癌作篩查的話，就沒有如大腸癌般清晰的建議。單純以照胃鏡所發現的變化而言，很多不同的發現，理論上都會「相對」地增加胃癌的風險，但大部分風險的「絕對」增多都不算很大。現實上，很多發現到的胃癌都沒有其他明顯的風險，屬於「偶發的」（sporadic），即並非由上述那些風險直接演變出來，所以較難更準確地預防。因此，照胃鏡發現有「可能增加患胃癌的可能」時，無須如大禍臨頭般，腸胃科醫生和家庭醫生都能為你解釋情況，商討出最適合你的跟進方案。

（按：還有某些更罕見的胃息肉種類，在此不詳。）

尋找肺癌篇：照肺片 VS 電腦掃描

　　若問都市人的第一殺手病是甚麼，相信大家會答是「癌症」。哪種癌症奪去最多人命？大家都會答「肺癌」。對，以單一病症來說，肺癌是現代都市人的第一殺手。

　　第一層預防肺癌的工作，就是要預防肺癌發生，最最最重要的肯定是不吸煙或及早戒煙。吸煙（和二手煙）是近九成導致肺癌的原因，會直接引致最毒最惡最常見的「鱗狀細胞癌」（squamous cell carcinoma, SCC），也唯有不吸煙和及早戒煙方能預防。近二三十年，另一種肺癌卻越來越常見，那就是「腺狀細胞癌」（adenocarcinoma, AC）。這「肺腺癌」雖然也可以由吸煙引起，但近年更常見於不吸煙、生活習慣健康的中年女士身上。這病症甚至可視為「良家婦女」的肺癌，這是因為吸入太多廚房油煙裡的致癌物所致嗎？有待研究確認。

　　肺癌這麼惡毒，那麼第二層預防的工作，就是要及早發現肺癌，以及早治療。這涉及肺癌「篩查」的問題，期望在出現徵狀前，盡早將癌病找出來。為肺癌做篩查，需要符合好些篩查所需的條件（criteria for screening）：肺癌是常見的病患，有特定的高風險群組（吸煙、或戒煙少於 15 年）；肺癌越早期、腫瘤越小，治癒的成功率越大（發現時，最早 IA1 期〔腫瘤直徑少於 1 厘米〕的「五年存活率」為 92%；最晚 IVB 期〔已經多處擴散至胸腔以外的器官〕則為 0%）。以往肺癌難以治癒，但隨著醫療技術進步，現在已經不太需要顧慮。

防病未然
家庭醫生的健康提示及疾病預防策略

篩查的方法

下一步要考慮的，是該用甚麼方法做篩查。香港暫時沒有為肺癌做篩查的建議，我們先參考美國的情況。

大家或會首先想到照肺部用的 X 光（chest X ray，下稱「照肺片」）。臨床診症中，醫生主要以照肺片來初步確認病人是否有可能患上肺癌。常見的情況是吸煙病人出現久咳、血痰、氣促、消瘦等病徵，為其照肺片時，會發現很明顯的腫瘤陰影，或肺積水（pleural effusion）等病變，那幾近可以肯定確診肺癌了。

但若果以照肺片作篩查項目，為沒有徵狀及不適的吸煙者定期照肺片，研究發現此舉對減低肺癌所致的死亡完全沒有幫助。美國的大型研究——「前列腺、肺、大腸、卵巢癌的篩查研究」（The Prostate, Lung, Colorectal and Ovarian〔 PLCO 〕Cancer Screening Trial）中，為 55 至 74 歲的人士，隨機分為連續三年每年照肺片的檢查組，和一般處理的對照組。在跟進達 13 年後，不論吸煙或非吸煙者，照肺片組和沒照肺片組兩組的肺癌發現率和死亡率都沒有分別。因著這研究的發現，世界各地都「不建議」以照肺片為吸煙者作肺癌篩查。

當中的關鍵，是因為照肺片篩查肺癌的「敏感度」不足，換言之，因為照肺片不能發現很早期、較細小的肺癌，故此照到「無嘢」也不代表沒有肺癌，容易造成遺漏。但如上所述，臨床上照肺片的「特異度」相當強，即是為有病徵的高危病人照肺片，照到「有嘢」時就很可能是真正患上肺癌。

另一個近年經常研究和討論的話題是，以「低劑量電腦斷層掃描」（low-dose computed tomography, LDCT）為吸煙者檢查肺部，篩查早期肺癌。低劑掃描不需注射顯影劑，並以較低的輻射量來進行（低劑肺掃描的輻射量為 1.4 mSv；正常用作診斷的肺掃描輻射劑量則為 7 至 8 mSv；照肺片則為 0.1 mSv），可以為無徵狀的吸煙者更準確地找出早期、細小的肺癌。

美國大型研究「國家肺癌篩查研究」（The National Lung Screening Trial, NLST）曾把五萬多位 55 至 74 歲的吸煙者隨機分為「低劑掃描」和「照肺片」組。參加的吸煙者有吸煙超過 30 包年（pack-year，即是每天吸煙的包數乘以年期：如每日兩包，吸了 20 年，就是 40 包年）的煙齡，當中包括仍在吸煙或戒煙少過 15 年的人士（戒煙要超過 15 年才能令患肺癌的風險降到和常人一樣）。這研究在跟進 6.5 年後，發現低劑掃描比照肺片能多診斷出 13% 的肺癌；因肺癌死亡的相對下降則為 20%。「死亡的絕對下降」則為每十萬人每年 62 宗，「需要篩查的人數」（number-needed to screen）則為每年 1,613 人（來預防 1 個吸煙者因肺癌的死亡）。

考慮過 NLST 研究的結果，「美國預防服務工作組」（US Preventive Services Task Force）稍為擴闊了用低劑掃描作肺癌篩查的建議範圍，於 2021 年的最新版，建議 50 至 80 歲的高危吸煙者，最少 20 包年的現正吸煙或戒煙少於 15 年的人士，每年做一次低劑掃描。工作組更特別提醒要照顧弱勢群組和女性吸煙人士。

照低劑掃描作肺癌篩查的缺點

大家或身邊的家人朋友，有沒有符合這些條件的吸煙者？除了努力戒煙外，也可建議他們照低劑掃描作肺癌篩查嗎？

這要同時考慮低劑掃描的缺點。低劑掃描作肺癌篩查的最大問題是「敏感度」過強，同時又「特異度」不足。即是說這檢查將很多不相干的肺部細微發現定性為「異常」，結果這些被發現的異常會被視為「疑似肺癌」來跟進和再做檢查，最終發現絕大部分都不是肺癌（假陽性），叫病人擔驚受怕一輪。

若果跟足建議般每年做一次低劑掃描，年復年累積下來的輻射量也不少，甚至會因此增加患肺癌的風險（儘管很少）。也要考慮「過度診斷」的問題，某些經篩查被發現的病症，有可能若不被發現，患者可能終其一生都不會出現任何問題。不過，吸煙者應充分考慮是否適合以低劑掃描作肺癌篩查。因為吸煙者患上其他各樣嚴重病患的風險都更高（心腦血管病、慢性肺阻病、肺癌外的其他癌症），有更高的患病率和死亡率（簡單而言就是身體更差），若為他們找出本來不會引起問題的「肺癌」，並須要接受治療（手術、電療等），得益可能不大，反而傷害病者的風險可能更大。

最後，最直接是「錢」的問題。做低劑掃描的價錢不便宜，每年做的話更可觀。吸煙者會願意自己「掏腰包」做嗎？醫療保險會包嗎？（吸煙者若果買到保險，保費肯定也相當高，但保險公司會願意承擔這檢查的費用，為吸煙者更快更早診斷肺癌嗎？）如果由政府出錢作篩查，其「成本效益」肯定需要更深入的討論（支援戒煙的成本效益必定更好）。還有吸煙者會願意和

有動機做篩查嗎？要做好這點，需要有更詳細的計劃，似乎也不是易事（眾煙民都知道吸煙會引致肺癌，也不會因此戒煙，那又有何動機做篩查呢？）。

　　吸煙的朋友，若身體出現問題或有任何疑問，也還是這句，快找家庭醫生問清楚。

防病未然
家庭醫生的健康提示及疾病預防策略

乳房造影篩查篇：困難與解決（上）

　　相信大家都曾在媒體上見到很多一雙一對的圓形物體，加上「硬塊」、「形狀大小改變」、「凹陷」、「皮膚異樣」等的象徵警示，就是提醒女士們要「關注乳房健康，時刻守護自己」。若果女士們發現自己的乳房有上述變化，不要猶豫拖延，應立即求醫。

有需要定時做「乳房造影」篩查嗎？

　　先清楚強調一次，若果女士發現乳房有硬塊或異常，以「乳房X光造影」（mammogram, MMG）為「診斷」工具是非常有用的，可以幫助辨別硬塊的性質。但若是為無徵狀、沒有任何不適的女士做乳癌「篩查」的話，就需要更全面的分析工具，當中的考慮因素也更多。

　　我們先看看本港對乳癌篩查的新建議：香港大學李嘉誠醫學院公共衛生學院在 2021 年初發表了一份以本港華裔女士的乳癌數據為根本的研究，找出本港女士增加患乳癌的風險因素，包括早來初經（早於 11 歲）、遲生育（30 歲後）或沒生育、超重肥胖、缺乏運動、良性乳腺疾病的病歷及近親女士（母親、姐妹、女兒）有乳癌的病史。研究建議 44 至 69 歲的女士可先以上述因素做評估，並建議被評估為「高風險」（最高危首四分一）的女士可以和家庭醫生商量，考慮每兩年做一次 MMG 以篩查乳癌。

衛生署亦根據這研究的建議，在 2021 年 9 月開始了乳癌篩查的先導計劃，為無徵狀的適齡女士們先做評估，再決定是否需要接受乳房造影篩查（詳情請見 cancer.gov.hk 中的「乳癌風險評估工具」）。

「柏氏抹片」和「大腸內窺鏡」

癌症篩查的目的是希望及早發現早期的癌症，盡早診斷、及早治療，以減少因這癌症所致的死亡。現今有兩項具實證支持，而且最值得建議做的篩查：一是以「柏氏抹片」（Pap smear）篩查「子宮頸癌」；二是以「大腸內窺鏡」篩查「大腸癌」（另外一個方法是每兩年一次的大便隱血檢查）。柏氏抹片的做法是直接採集子宮頸有病變風險部位的細胞，之後放在顯微鏡下觀察病變的程度，檢查過程沒有入侵性、簡單快捷便宜，一旦發現高度病變的細胞，便可經「陰道鏡」（colposcopy）檢查將相關組織切除。大腸內窺鏡的做法則是直接檢視大腸內壁，將內裡的息肉和其他病灶直接移除或取活組織檢查，同時兼具診斷和治療之效用。

更重要的，是這兩項篩查同時有「預防癌症」的功能，能有效地將可能病變成癌症的子宮頸組織／大腸息肉移除，杜絕演變成癌症的風險。

「乳房造影」怎麼做？

然而，以 MMG 做篩查，性質上跟上述兩項有很大差異。MMG 是 X 光造影，並不能直接觀察或接觸到乳房內裡的乳腺組

織。X 光報告由放射科專科醫生看 X 光片後撰寫（現今亦有以 AI 代勞，但比起醫生的評估仍有所不及）：有些發現很明顯是癌症的變化，有些則全無可疑，這兩端一黑一白，清楚分明，跟進處理的方案也明確。不過，也有可能報告的結果是某部位有「可疑」的癌症異樣，但在臨床檢查時卻沒有相應的發現（沒有腫塊或其他變化）。

下一步該怎辦？下一步也同樣是以 X 光或超聲波引導下以刺針採集活組織檢驗。若果檢驗後發現是癌細胞，那便確診是乳癌；但若果沒有在活組織檢驗中發現癌細胞組織，那就不是癌症了，屬於 MMG 篩查的「假陽性」（false positive）個案。

「假陽性」是篩查不能避免的問題，這會有多大的影響呢？這可謂「因人而異」和「可大可小」。最後無事，那當然不會有甚麼大問題。但若果嘗試代入接受篩查女士的心路歷程中，那便不是那樣簡單了：「我本來無事無幹，但照完乳房造影後就告訴我『可能會是乳癌！』，然後醫生為我安排抽組織檢查。我仔細老公嫩，若果是癌症怎麼辦？」這份陰霾和壓力，對女士來說，不能視作閒事。就算最終證實只是「假陽性」，虛驚一場，但過程中承受的壓力也會造成心理創傷。

另一方面，以研究的角度觀察，如果某一個地區為適齡女士以 MMG 做乳癌篩查一段時間，所發現到的乳癌「個案」必定會上升。篩查可以將更早期、沒有任何病徵病狀的乳癌發現出來，及早發現、及早治療。這跟沒有進行篩查的之前時段或其他地區比較，篩查發現到的乳癌「個案」必定更多。

及早發現與治療不是好事嗎？

篩查有助及早發現並治療更多癌症，這是一件好事，難道不是嗎？且慢，評估篩查是否有效的最重要「黃金標準」，絕非旨在發現更多的癌症，而是要減少病人因這癌症「死亡」。若果篩查只能發現到更多的癌症，但無助減低因為這癌症而死亡的數字，那就代表這篩查「冇用」。

這情況正正反映了以 MMG 為乳癌作篩查之功效。經篩查發現「更多」的乳癌，但不能明確減低因乳癌所致的死亡率（或者只降低很少很少的死亡率也是無效的）。這跟以柏氏抹片篩查子宮頸癌，和以照大腸鏡為大腸癌作篩查的情況不同：這兩種篩查方法既能發現更多癌症，同時亦可明顯減少因這兩種癌症所致的死亡。

該如何解釋？研究認定以 MMG 篩查所發現的某些乳癌個案，若果是屬於早期的，或者屬於癌細胞仍然是存留在乳腺組織內（原位癌）的、患者沒有任何不適、身體檢查沒有任何發現的，那麼這些「癌症」組織很有可能只是「恰巧」在照 MMG 時被發現出有早期的癌症變化，最終經抽取組織後被確診為乳癌。然而，假如「恰巧」那時沒有照 MMG（患者一直沒有徵狀），這些細胞組織也很有可能「不會」演變成正式的癌症，反而可以自行復原變回正常，以後的日子也不會發生任何問題。

這便是因為篩查所出現的「過度診斷」（overdiagnosis）。

用乳房造影技術做乳癌篩查會導致「假陽性」和「過度診斷」，這都是確實的問題。但乳癌年輕化和因乳癌死亡的女性每年都上升（2009 年有 555 位，2019 年有 852 位女士因乳癌死亡），該如何解決？下篇再談。

乳房造影篩查篇：困難與解決（下）

以乳房造影（mammogram, MMG）為乳癌篩查的工具，本是希望及早發現早期的癌症，及早治療以預防死亡，但同時出現了「假陽性」（MMG 報告懷疑是癌，最後確定不是癌）和「過度診斷」（篩查找出來的部分早期癌變，可能根本不會演變成為真正的癌症）的困難。

必須明白篩查所引致「過度診斷」的假設，永遠都不能在臨床的層面得到證實。因為對病人和醫生來說，篩查時一旦診斷有癌症就必須徹底治療，難道還有時間慢慢觀察它，看看它會否回復正常嗎？因此不少的專科同業認為過度診斷的問題根本不存在。但在宏觀研究的層面，若果某地區經歷篩查後，診斷出來的病症數目增多了，但因此死亡的病人卻沒有明顯減少，那便必須考慮過度診斷的問題了。

因「過度診斷」和隨之而來的「過度治療」問題，一方面令無事的人變成病人，無端地承受治療的創傷和風險，另一方面亦耗費了寶貴的醫療資源，不能漠視。

多久做一次篩查

另外要考慮的，就是間隔多久做一次篩查。以 MMG 篩查為例，通常是建議適齡、患癌風險並不特別高的女士每隔兩年檢查

一次。那麼在兩年期間，是否一定「冇事」？

再用「柏氏抹片」（Pap smear）和「大腸內窺鏡」兩個篩查計劃為例子作比較。子宮頸的細胞如果受 HPV 病毒感染，由正常逐步病變至「癌前期」，再變成「鱗狀細胞癌」（squamous cell carcinomo, SCC），最少需要十年；為預防子宮頸癌，25 至 64 歲有性經驗的女士，若連續兩年的柏氏抹片檢驗結果正常，以後就可每隔三年才篩查一次。而在大腸內壁的細胞方面，逐步變成「腺瘤」（息肉的一種），再變成「腺狀細胞癌」（adenocarcinoma），最少也需要十年。因此為預防大腸癌，50 歲人士可以做大腸內窺鏡，若結果是正常（沒有息肉或其他病變），之後可每隔十年才再檢查一次。

以上兩種癌症篩查方法的「間隔期」，可視為「保用期」，意思是指一次正常的篩查後，可以保證在下一次建議篩查之前，不會有癌症出現的一段有效時期。因為絕大部分的子宮頸癌或大腸癌都是「同質」，會跟隨著相同的演變歷程，有跡可尋，因而篩查間隔時間的建議也很清晰，叫接受篩查的朋友清楚放心。

「乳癌」的性質則相當不同：乳癌屬非常「異質」的癌症，癌細胞本身的細胞種類和變異度，對不同「激素受體」（hormone receptor）的陽性或陰性，有否因著 BRCA1、BRCA2 基因突變影響，是否有很強遺傳性的乳癌，都令乳癌可以出現很多不同的情況，結果令到其「預後」（prognosis）也大有不同。由此可見，篩查發現的「乳癌」一方面可能是上述的「過度診斷」，很可能根本不會演變成有害，甚至可自行回復正常的癌症；另一方面也可能是非常惡毒，癌變和擴散速度非常迅

速，就算及早發現和治療，也未能根治的癌症。

　　若果乳癌不幸在兩次 MMG 的篩查間隔之間出現，就是所謂的「間隔癌」（interval cancer）。很明顯，間隔癌很大可能是在上次篩查之後才開始，所以在上次的 MMG 檢查不出來；但也有很微的可能是在上次照 MMG 已經有些細微的變化，不過當時被視作正常或被看漏眼。乳癌的「間隔癌」雖然不常見，但通常屬於更「惡」的癌症。這可能因為女士們誤以為做過 MMG 篩查，便自以為安全而掉以輕心，令到癌症更遲被發現，延誤了治療。

MMG 加上超聲波做乳癌篩查會更好嗎？

　　根據美國 2019 年的一個研究，MMG 加上超聲波作篩查（3,386 位女士），跟只進行 MMG（15,176 位女士）兩組的對比中，兩者找到癌症的比率沒有分別（每千次篩查比例為 5.5：5.4），間隔癌也沒有分別（每千次篩查比例為 1.5：1.9），但多了很多假陽性個案（每千次篩查比例為 52.0：22.0）。所以 MMG 加上超聲波做乳癌篩查，對於以上問題不會有大改善。雖然更先進的 3D MMG 影像質素較理想，但用於篩查的成效仍有待確認。若用「磁力共振」（MRI）做篩查，對乳房組織的檢視定更準確，但也會增加「假陽性」的機率，加上成本的考慮，並不適用於篩查。

　　更頻密的篩查可行嗎？對於本身患乳癌風險極高的女士（例如很強的家族乳癌病史，或是檢測到有 BRCA1、BRCA2 基因突變），就值得做更頻密的 MMG 篩查。但對於一般女士而言，更

頻密的篩查只會更費時費力，同時加深了焦慮，也增加了假陽性和過度診斷的風險。我們是為平安健康而生活，而不是為篩查癌症而活；若健康人士因此打亂了生活，恐怕並非上算。

自行檢查乳房

綜合以上的討論，結論就是因著乳房造影本身的局限和乳癌的異質性，令到以乳房造影為乳癌作篩查有不少困難。如果女士們希望及早發現癌症，又可以怎辦？最重要還是要留意自己的乳房，若發現有腫塊或異樣就要立即求醫。常遇到年長的女士即使發現乳房有腫塊，也大不情願找醫生檢查，以為腫塊會自己退，這是非常錯誤的觀念。一般來說，女士自己察覺到腫塊時，基本上必定是「堅嘢」、真正的病症，絕不能輕視，必須盡快求醫處理。

但現實是越來越多女士患上乳癌，因而死亡的女士也越來越多。那該如何更好地利用 MMG 做篩查呢？衛生署現在推行的先導計劃，就是希望可以取得平衡。衛生署建議先為 44 至 69 歲的女士們做患乳癌的風險評估，整合各項風險因素（詳見上篇）之後，演算找出當中被評估為最高風險的首四分一女士，跟家庭醫生商討後，接受每兩年一次的 MMG 篩查。

這建議是很好的平衡。被評估為高危的女士患癌的風險較高，若果篩查找出異常，也有更大機率是真實的癌症，代表篩查更準確。癌症篩查是用公帑為全民服務，資源定要投放得更到位。評估後再與家庭醫生討論做 MMG 篩查的益處和局限，令女士們更清楚明白地去做篩查（或決定不去做），有異常發現後也

更能理解其意義。

　　其餘四分三女士呢？評估後就算她們不在這篩查計劃之中，也絕不代表她們不會患上乳癌，不能掉以輕心，仍需要持續留意身體的變化。若果因個人因素想以 MMG 做篩查，可以和家庭醫生商討利弊，安排其他資源去做 MMG。

　　本篇沒有討論風險特高群組的情況。希望女士們在留意自己身體之外，也更清晰了解乳房造影篩查的用途與局限，並與家庭醫生商討，做出最適合自己的決定。

健康的心血管篇：
運動心電圖 VS 心血管掃描（上）

新冠疫情在全球大爆發，鼓勵全民接種新冠疫苗，是我們這兩年的「日常」。下筆時，新冠疫情正處於第五波的高峰，每日確診病人超過五萬，長者死亡的人數更叫人痛心。

回想當初新冠疫苗在 2021 年初推出時，有許多謠言說：「打疫苗後會死人，會中風和患心臟病！」對新事物存有合理懷疑是常態，也是合理的，但簡單地將一些觀察到的現象作沒有根據的推斷，並胡亂將不相干的兩件事視為有「因果關係」，隨意宣揚，就是大錯特錯！多少朋友因為誤信這些謠言，誤以為「打新冠疫苗」（因）會引致「死亡／中風／冠心病」（果），所以抗拒接種疫苗……最終不知道多少人因此沒有打疫苗而受害。

新冠疫苗不會導致冠心病是事實，不過很多朋友打針前因為擔心自己可能本身患有冠心病而不自知，加上打針的心理壓力，很擔憂會「心臟猝死」，總覺得要做完檢查才打針會穩妥些；有好些朋友因為有些「心口唔舒服」，都認為要先驗清楚心臟的狀況才去打針。

香港特殊的醫療系統下，病人可以不需要經家庭醫生的轉介，直接找私家的專科醫生求醫。然而，若果病人有任何問題先看家庭醫生，家庭醫生可提供全面的評估和合適的建議，更準確

防病未然
家庭醫生的健康提示及疾病預防策略

地為病人計劃檢查和跟進方案，這肯定比病人「藥石亂投」地自行找專科為佳。

話說回來，很多上述的病人直接找心臟科專科醫生，心臟科醫生當然會仔細評估病人的情況及其患心腦血管病的風險。問症時，最重要是查詢病人是否有典型「心絞痛」的病徵，也會查問病人的直系近親（父母兄弟姐妹）是否有早發的心臟病發或因此的死亡（男性成員為 50 歲或之前、女性為 60 歲之前）；若有這些病歷就要認真考慮病人是否患有冠心病。檢查方面，驗三高、靜態心電圖必定少不了。

很多患者並沒有特別駭人的家族病史，其病徵屬「非心臟性胸口痛」，患心血管病的風險也並非特別高。若果靜態心電腦屬正常，或者有些模稜兩可、不能確定的情況，那麼病人到底是否患上冠心病呢？如此，心臟科醫生需要計劃進一步的檢查，以確定和排除冠心病。最常可以做的就是「運動心電圖」及「心血管電腦掃描」。

甚麼是運動心電圖？

「運動心電圖」，又稱「運動耐力測試」（exercise tolerance test），即是我們常說的做「跑步機」。原理是當心臟承受壓力，跳得更快、收縮得更強力時，會需要更多的供血和供氧。如果為心臟肌肉供血的「冠狀動脈」（coronary artery）健康暢通，就可以輸送充足的血液到心臟的肌肉，支撐著心肌（myocardium）所受的壓力。相反，若果冠狀動脈已經出現「粥樣硬化」，內壁收窄收縮，流通和供應給心肌的血液已經「很緊

張」，在平常靜態時，或許完全沒有任何不適，但心肌一旦跳得更快更強時，病態的冠狀動脈就不能供應足夠的血液到心肌，心肌便會出現缺血的狀況，患者甚至會出現心絞痛。這時候若果以心電圖監察心臟的狀態，看到受壓時出現心肌缺血、心律不正的數據時，就幾近確定病人患上冠心病。

運動心電圖通常是在可調較斜度的跑步機上進行，也有些情況是踏健身單車來進行（也在極少數情況可用藥物刺激心跳，但此方法風險較大）。運動過程中會持續監察病人的心電圖和心率血壓，並逐漸增加速度和增加斜度，直到達至事前計算出的目標心率為止（通常是「最高心率」的 85%；最高心率的最簡單計算公式為：220 － 年齡。換言之，若我 50 歲，最高心率為每分鐘 170 下，做跑步機則要達到 145 下才停止）。若果在此之前，病人的心電圖出現心肌缺血的變化、病態的心律不正、上血壓（systolic blood pressure）下降（運動時血壓會上升；若上血壓下降表示心臟承受不了），或出現明顯的心絞痛或不適，就要立刻中止檢查，給病人休息。

風險與治療

這檢查說難不難，說易也不易。對有運動習慣的人來說問題通常不大；但若果病人有嚴重的骨骼關節病患、嚴重肥胖或有其他嚴重病患，則可能根本做不來。理論上過程中也有極少極少的風險可以引致缺血心臟病發、嚴重心律不正，甚至死亡，所以必須要有懂急救的醫護和設備（如「體外心臟除顫器」）在場預備。

運動心電圖的理論清晰，可以發現心血管和心肌「功能」上的問題。運動受壓時，若心肌出現「不勝負荷」的缺血情況，就極可能是冠狀動脈嚴重阻塞，需要再進一步檢查和介入。通常是做「心導管」來「通波仔和撐支架」（術語為「經皮冠狀動脈介入治療術」，percutaneous coronary intervention〔 PCI 〕）。這屬「入侵性」的檢查，會在手腕的「橈骨動脈」（radial artery）做刺穿，導管在 X 光的監察下到達心臟的冠狀動脈，再注射顯影劑以確認動脈狹窄的位置（以確診「冠心病」），然後以氣球充氣擴張血管內壁，再放進支架支撐著重新打通的血管，恢復血液循環，令心肌供血回復，此後便可消除「心肌栓塞」、「心臟猝死」的危機。

　　相反，若果運動心電圖得出的結果是「正常」，就代表心血管和心肌在受壓下，沒有出現缺血，仍然能夠「正常」運作。此後病人當然要繼續健康的生活習慣，控制好三高，以保護動脈血管。定義上（by definition），這病人「沒有」患上冠心病，心血管仍然是「正常」和「健康」。

　　但現今很多病人都覺得做運動心電圖比較麻煩，對沒有做慣運動的病人更會猶豫。那麼為何不直接做「心血管掃描」（心臟血管電腦掃描造影，computed tomography coronary angiogram〔 CTCA 〕）呢？做電腦掃描對都市人可算是件平常事，簡單快捷。但「心血管掃描」的性質和「運動心電圖」相當不同，最重要是，做完心血管掃描後，病人會很難再有「健康」和「正常」的血管。此話何解，下篇續談。

健康的心血管篇：
運動心電圖 VS 心血管掃描（下）

有病人因為憂慮「打疫苗會導致心臟猝死」（打新冠疫苗肯定與心臟猝死完全沒有關係），便在打針前做身體檢查看看健康狀況。好些朋友因為非常擔憂心臟問題，便直接找心臟科專科醫生求助。初步評估和檢查以外，下一步最常做的檢查，就是「心血管掃描」（心臟血管電腦掃描造影，computed tomography coronary angiogram〔CTCA〕）。

「心血管掃描」和「運動心電圖」都屬「非入侵性檢查」，但兩者性質相當不同。CTCA 是造影檢查，主要負責找出冠狀動脈血管「結構」上的問題。注射進靜脈血管的顯影劑在電腦掃描時能夠顯示冠狀動脈內壁的狀態，因此可藉此評估其直徑以檢視血管狹窄的程度。「輕度」的狹窄是指收窄了 25% 至 50%、「中度」為 50% 至 70%、70% 以上的狹窄則為「嚴重」。

若發現「嚴重」的動脈狹窄，心臟科醫生通常會建議進行「經皮冠狀動脈介入治療術」（percutaneous coronary intervention〔PCI〕，即做「心導管」來「通波仔和撐支架」），來重新打通血管，以預防日後冠心病的惡化。放支架後，病人通常要服用一年的「雙重抗血小板治療」（dual anti-platelet therapy, DAPT），最常用是傳統的「阿斯匹靈」加另一類抗血小板藥（如 clopidogrel 或 ticagrelor），以預防血小板

重新凝結在支架內。這些藥物都比較「傷胃」，所以要同時服用「特效胃藥」（質子泵抑制劑如 pantoprazole、esomeprazole、lansoprazole）來保護腸胃。

動脈狹窄的程度代表甚麼？

動脈狹窄的程度跟臨床上的病徵有多大關係呢？其實這是視乎病人做檢查的原因。若病人有典型的心絞痛，加上本身有高的「心血管病風險」（吸煙、三高），那麼心血管掃描所發現的冠狀動脈狹窄，很可能會引致心肌供血不足，即是心絞痛的病源。心臟科醫生為患者「通波仔、撐支架」，能真正對症下藥，藥到病除，也除去以後心肌栓塞、心臟猝死的危險。

另外，也有以下很常見的情況：

我本身患有高血壓，近來經常有些「心翳翳」、「氣促促」（並非心絞痛的特徵），心血管病總風險不屬特別高危，靜態心電圖也沒有異常，家庭醫生評估後認為我並非患上冠心病；但我又實在很擔心自己患有冠心病，因此還是想再驗清楚，於是直接找心臟科醫生看看。心臟科醫生的主要責任是確定我是否患上「冠心病」，所以都同意為我做進一步檢查，並建議可以選擇「心血管掃描」或「運動心電圖」。因為我周身痛症，所以醫生和我討論後，為我安排了心血管掃描檢查。

心血管掃描報告出來了，我的冠狀動脈出現鈣化，「鈣化指數」（Agatston score）為 5，是同齡人士的第五十個百分位；而在左前降支動脈（left anterior descending artery）的中段，出現

了一小段輕度的狹窄（即血管直徑狹窄為 25% 至 50%）。心臟科醫生説這些發現跟我的身體不適沒有關係，接種新冠疫苗也沒有問題；但他同時告訴我患上了冠心病，並為我處方了阿斯匹靈和特效胃藥；也説我的壞膽固醇（LDL-cholesterol）「唔夠低」，給我處方了他汀類降膽固醇藥（rosuvastatin）。

此後我很疑惑，一方面説心翳氣促跟冠心病無關，但另一方面卻説我患上了冠心病，需要服用阿斯匹靈、特效胃藥、降膽固醇藥，兩者沒有矛盾嗎？

所有事情都可解釋，以上患者的病徵完全不符合心絞痛和其他心臟問題，而心血管掃描所發現的一小段輕度狹窄，也幾近肯定不會引發任何徵狀。但心血管掃描實際上真的發現有動脈鈣化和內壁狹窄的情況，那定義上（by definition），患者的冠狀動脈就不是「正常」和「健康」，所以是患有「冠心病」了。

臨床指引

根據眾多臨床診療指引（clinical practice guideline）的建議，若果病人屬已確定患有心血管病患（如冠心病、中風），就會建議所有心血管病風險因素都需要調控到「最理想」的水平，例如血壓為 130/80 mmHg 或以下、糖化血紅蛋白（糖尿病的平均指數）為 6.5% 或以下、壞膽固醇則要降到很低的，最好為 1.8 mmol/L 或以下。這個壞膽固醇水平，基本上必須要靠服藥才能達至，故此患者須要服用降膽固醇藥。另外，因為冠狀動脈已經出現粥樣硬化病變（即使是輕度的），所以要服用抗血小板藥（如阿斯匹靈就要加胃藥）預防病變的惡化。

結論是，即使患者的病徵與不適並非由冠心病所致，但因為做了心血管掃描後，發現有冠狀動脈血管狹窄，所以也確診患上「冠心病」，並需要服用更多藥物來保護已經患病的血管。

　　如此讀者們應該明白了。若果以心血管掃描檢查的結果做定義，血管完全沒鈣化、沒狹窄，那才算是「完美」的血管。否則一旦發現血管有鈣化、有狹窄，那定義上就可以説是患有冠心病了，此後就需根據臨床指引的考慮和處理，即如上的治療了。

　　但假若當日患者選擇的檢查方法為「運動心電圖」，如最終完成後，沒有發現心肌缺血或其他異樣，那患者就仍然是一個心血管「正常」的「健康」人，不需要服用額外的藥物。

　　這就是上篇所説「做完心血管掃描後，病人會很難再有健康和正常血管」的意思，和當中的潛在矛盾所在。

　　每個人的動脈血管都會硬化老化，患病風險越多，病變越快。年紀漸大是不能逆轉的風險，血管肯定不會像十八廿二般完美無瑕，使用藥物將各風險因素調控到最好肯定是好事。但動脈血管鈣化硬化是隨著年齡增加而肯定會出現的正常生理變化，如何將「異常病理」和「正常生理」的變化區分出來，那是臨床醫學好與壞的其中一個最重要關鍵。

　　總而言之，檢查冠心病，「心血管掃描」和「運動心電圖」肯定沒有高下之分，不過要考慮各自的「敏感度」（sensitivity）和「特異度」（specificity）。兩者在不同的臨床情況下各有用途。有時候運動心電圖的結果為不確定，下一步可以用心血管掃描來進一步評估，而為高危病人選擇心血管掃描作第一線檢查也

很合適。對家庭醫生而言，如何能為眼前的病人作最合適的決定方案才是最重要，要準確地善用檢查項目，為病人解釋每項選擇的長短利弊，為病人考慮短、中、長期的處理和跟進方案，不要做少，也不應做多。

男士篇：PSA 過高代表甚麼？

　　幾年前有個電視廣告，宣傳男士要「關注前列腺癌」，內容是這樣的：五個男士排成人牆，面前穿上「前列腺癌」球衣的足球員正準備向他們射罰球，當下男士們的反射式反應是用雙手掩護下體，保護自己的重要部位。

最受苦的其實是⋯⋯

　　然而，這訊息其實並不太準確。因為前列腺出現問題時，受苦的通常不是前方的下體，而是後方的肛門。初步的前列腺檢查中，醫生要「直腸指檢」（digital rectal examination）。做法是病人先側睡床上，雙膝縮起成「擘弓蝦米」般，臀部靠近床邊，醫生就以手指經肛門探進直腸，以觸探直腸前方的前列腺有沒有增大（為判斷是否「良性前列腺增生」，benign prostatic hyperplasia〔 BPH 〕）和有沒有異常腫脹（前列腺癌的病狀）。若懷疑患上前列腺癌，就要做「經直腸超聲波引導前列腺活組織檢查」（transrectal ultrasound guided prostate biopsy）以確診是否癌症，做法是將超聲波探子插入肛門進入直腸，檢查前方的前列腺，並在超聲波的引導下，以針刺穿直腸壁，刺進前列腺的不同位置，取十至十二個活組織樣本，以檢查及分辨是否有癌變。（說到這裡，大家應該也明白肛門要受不少苦了。）

　　患上「前列腺癌」的最主要風險是「年齡」，40 歲前極少出

現，風險之後會隨年齡增長而上升；如家族病史有前列腺癌或其他癌症（乳癌、腸癌、胰臟癌、卵巢癌、黑色素瘤）都會增加患病風險；煙酒、飲食習慣等因素則沒有關係。前列腺癌可以分為「有徵狀」和「無徵狀」兩種。前列腺癌可以引起「阻塞性下泌尿道病徵」，包括排尿緩慢、不順暢、排尿不清等，也可以引致血尿和尿道感染。但這些病徵更普遍是由「良性前列腺增生」所致，未必一定是前列腺癌造成的，兩者病徵相近，所以很多時只靠病徵不能分別兩者。另外，前列腺癌也可能導致因為癌病擴散引致的問題，如突然暴瘦、因癌病擴散到骨頭所致的劇痛或「病理性骨折」。

「前列腺特異抗原」上升代表甚麼？

在「直腸指檢」的檢查中，醫生可即時評估前列腺的狀態。正常的前列腺像顆合桃仁，左右對稱，中間有條坑。若果發現有不對稱腫脹和周邊有硬塊，就要考慮癌症的可能（良性增生則是集中在核心，或整個前列腺平均對稱地增大）。若發現懷疑病徵病狀，下一步的檢查通常是抽血驗「前列腺特異抗原」（prostate specific antigen, PSA），若果驗出來的結果是上升了，就很大可能是癌症了。

PSA 是單純由前列腺細胞製造成的蛋白抗原，前列腺越大會越高，男士年紀越大也會漸漸上升，此外前列腺良性增生和癌變時都會升高。我們一般以 4.0 ng/mL 為 PSA 的正常上限，越高就越肯定發生癌症，而 4 至 10 則或可以視為「灰色地帶」，可以有，也可以沒有癌症。（我是在說廢話嗎？）

PSA 普查問題多多

近年，身體檢查的計劃越來越流行，以致越來越多人「無事無幹」都會去驗 PSA，因此有可能在「無徵狀」下發現患上前列腺癌。PSA 在眾多國家都是「普查」的項目之一，定期為適齡男士（通常為 50 至 69 歲）檢驗，以求及早發現前列腺癌。但這普查項目早已經被證實問題多多，因為 PSA 本身不是好的普查工具（一來癌病與良性增生的指數範圍會有重疊，二來指數比正常稍高時的不確定性極大），而且前列腺癌本身有很多不適合普查的特點：

1. 大多數前列腺癌屬發展緩慢的癌症，很多時候男士到終老一刻也沒有因前列腺癌而損害健康；很多年長男士都是「與癌同死」，不是「因癌而死」，發現不發現都沒有分別。

2. 很多被普查發現出來的癌症都「沒有臨床重要性」（no clinical significance）。

3. 治療（如手術、電療、抑制男性激素的藥物）這些不活躍的癌病沒有益處之餘，反而或會因為治療為男士帶來傷害。

即使香港沒有 PSA 普查，但眾多「體檢套餐」都設有 PSA 為「男士精選」，變相成為了普查，而且檢查前完全沒有做諮詢。

「經直腸超聲波引導前列腺活組織檢查」的風險及局限

普查後若發現 PSA 過高，或指探前列腺異常，下一步確症檢驗就是上述的「經直腸超聲波引導前列腺活組織檢查」。這是個入侵性檢查，有相當風險（痛楚、細菌感染、出血）。撇除風險考慮外，最大問題是這方法經常「抽唔中」。超聲波引導只能令刺針定位於前列腺的不同位置來取樣（十至十二個位置），卻不能對準懷疑是癌變的部分（因為超聲波基本上分辨不到）。所以即使可能存有癌變，也有可能剛巧抽不中。雖然現今另外也有「經會陰」（transperineal）的方法來抽組織，比經直腸方法更能減少感染風險，但「抽唔中」的機率仍然存在。這是方法本身的局限，絕非醫生技術的問題。

「磁力共振」的進步

因著「磁力共振」（magnetic resonance imaging, MRI）的進步，以及越來越多可以用來分辨正常和癌變的技術出現，現時可從多方面幫助做前列腺癌的診斷。以往基本上只能靠超聲波抽組織來做診斷，但有了更精準的 MRI 掃描前列腺後，就能夠在不同情況下，改變和改善診斷的流程。

例如，我明明無事無幹，卻驗到 PSA 高了些，若果醫生要我做超聲波抽組織，我或會相當猶豫；若果可以先照 MRI 更精準地評估前列腺的狀況，就有很大幫助。若 MRI 沒有發現異常，醫生或會跟我商討，可以考慮先不要抽組織，暫時觀察 PSA 的變化來監察病情。善用磁力共振作評估，可以避免抽組織的痛楚和風

防病未然
家庭醫生的健康提示及疾病預防策略

險，消除過程中的焦慮和壓力，更避免了可能因此出現的「過度診斷」（發現根本不會引致問題的癌症），和跟隨而來的「過度治療」問題和傷害。

而且，現今 MRI 可以更準確地分辨出「高危」的前列腺癌，為發現有變化的部位「評分」：1 分最低危，5 分最高危，通常評估為 3 分或以上便要認真考慮是否患有前列腺癌。不過，若果要確診是前列腺癌，最後仍必須要抽取活組織放在顯微鏡下檢視才行。幸運的是，有了更精準的 MRI 協助，抽取組織比以往靠超聲波的指引準確得多。先進的技術可以將 MRI 和超聲波的影像「融合」（fusion），先進行 MRI，將懷疑是癌變的位置確定，再進行超聲波以指引抽取組織，但這次會即時加上 MRI 確定位置的資料，「融合」在超聲波影像之上，能幫助泌尿外科醫生對準這些位置抽取組織，更準確地確定癌症，大大減少「抽唔中」的機率。

更先進的 MRI 技術，是在「大孔內」（in-bore）即時抽前列腺組織。MRI 就是那「大孔」，患者躺在大孔內在照 MRI，泌尿外科醫生即時在 MRI 影像的引導下為患者抽前列腺組織，所得出的結果就更加準確。

要準確診斷真正危害健康的前列腺癌，需要泌尿外科、放射診斷科和病理科醫生的專業知識和合作。家庭醫生則是跟病人和各醫療單位溝通和聯繫的橋樑，當中最重要的，是向病人解釋複雜的問題，令病人明白關於前列腺癌各項決定的利與弊，包括到底是否需要做癌症篩查、是否需要抽組織等，一起做出真正適合患者所需的「共同參與決定」（shared decision making）。

骨質疏鬆篇：
與正常的距離——T 評分 VS Z 評分

　　我們常常勸告大家不要和別人比較，以免給自己無謂的壓力。但原來在醫學診斷上，有很多理論上都需要和其他人比較，通常是跟同性別、同年齡的比較，也有時會將年長人士和年輕力壯的比較。甚麼？要跟年輕人比較？這樣對年長人士來說會否不公平呢？

診斷「骨質疏鬆」的基礎

　　診斷「骨質疏鬆」（osteoporosis）的基礎就是需要和其他人比較。檢查骨質疏鬆的標準方法是「雙能量X光吸光式測定儀」（dual energy X-ray absorptiometry, DXA）。這是用 X 光照射股骨（hip）和腰椎（lumbar spine）這兩大位置（因為這兩處，及前臂的橈骨〔radius〕末端，都是容易因骨質鬆疏以致骨折的高危部位），量度出每個位置的骨礦物質（bone mineral，主要是鈣質），並除以該位置的面積，便可以計算出該位置的骨質密度（bone mineral density〔BMD〕；單位為 g/cm^2）。檢驗所需要的輻射非常低，約為照肺 X 光的十分之一，不需擔憂。

　　照 DXA 可以得出骨質密度的數字，但這數字不能直接用來判斷患者是否患有骨質疏鬆。因為首先骨質密度男女有別。發育

前男女孩的骨質密度相若，青春期後，因男士的骨骼發育得較粗壯，骨質普遍會比同齡女士高。同時骨質密度也會隨著年紀而不斷改變。出生後，骨骼日漸成長，到了 20 歲左右已經儲蓄九成的骨量，到了 30 歲左右則達到「巔峰骨量」（peak bone mass）；隨後骨質逐漸流失，女士在收經後，骨質的流失更會明顯加快。可見，性別、年齡的差異可以很大，很難單純靠一個骨質密度數字來評估正常或不正常。

該如何利用 DXA 的結果來診斷骨質疏鬆？

那就需要和「正常人」比較。骨質密度的高低，在同性別、同年齡的人群中，呈統計學上的「常態分佈」（normal distribution），即是大家都熟悉的「鐘形曲線」。平均數、眾數、中位數都會在曲線正中的位置，左右各加上一個「標準差」（standard deviation）的區間，就包含了總數的 68.3%、左右各加兩個標準差有 95.4%、左右三個標準差就有 99.7%。

要診斷骨質疏鬆，需要將 DXA 量度到的骨質密度數字，放在同性別 30 歲的常態分佈圖上，看看這數字位於線上哪個位置。若果數字在正中線低 2.5 個標準差以下，那便可確診為骨質疏鬆。其表達方法是以「T 評分」（T-score）來代表：若果 T 評分在 -2.5 以下，就是有骨質疏鬆。評分的意義是將患者的骨質密度，跟 30 歲處於「巔峰骨量」的同性別人士比較。位於比平均數低 2.5 標準差以下的度數，是 30 歲人士最低的 0.0062，即千分之六，即一千人中最低的尾六位，骨質疏鬆患者的骨質密度會跟這最低尾六位相若或更低。T 評分負分數越大，骨質疏鬆就越嚴重。

大家或會覺得將患者（通常是長者）的骨質密度和年輕力壯的人士比較，有些「不公平」。但研究證明以 T 評分 -2.5 以下來為患者定義骨質疏鬆，最能夠準確預計患者屬於以後會骨折的高危群組，並為這群高危人士計劃防跌和防骨折的治療方案。

同樣原理，「骨質減少」（osteopenia）的定義為 T 評分 -1 至 -2.5（等於是同性別 30 歲骨質密度千人排列中的尾 7 位至尾 341 位）。患上骨質減少的人數會比骨質疏鬆的更多，屬於骨折的高危人士，需要預防骨折。

另一個比較「公道」評分方法──「Z 評分」

另外一個看來比較「公道」的評分方法，是「Z 評分」（Z-score）。Z 評分的理論和 T 評分一樣，但是將 DXA 量度出來的骨質密度，跟「同性別、同年齡」的群組比較。Z 評分會比 T 評分為高（通常是較小的負數），兩者運用在不同的臨床情況。T 評分是為收經後的女士或 50 歲以上的男士做評估的最標準方法。若果患者較年輕，但因為患病而增加了骨質疏鬆的風險，用 Z 評分來跟同性別同年齡的群組比較就較合適。若果 Z 評分數字是 -2.0 或以下，即是比較同年齡同性別的正常值低很多，也會確診為骨質疏鬆。

DXA 的報告會列出各部位的 T 評分及 Z 評分。例如有個 70 歲的婆婆做完 DXA，其左股骨的 T 評分為 -2.6、Z 評分為 -0.6；腰椎的 T 評分為 -1.1、Z 評分為 0.8。那麼婆婆是患有「骨質疏鬆」，抑或只是「骨質減少」呢？

防病未然
家庭醫生的健康提示及疾病預防策略

答案是：她確診患有「骨質疏鬆」。因為她左股骨的 T 評分是 -2.6，比 -2.5 更低，定義上就是患有骨質疏鬆；而 Z 評分是 -0.6，則代表其左股骨質比同齡女士的平均值差了些。她腰椎的骨質密度（T 評分 -1.1）屬於稍為「骨質減少」，但以 Z 評分還可以，比同齡女士的平均值還好一點。

因為骨質疏鬆屬影響全身骨骼的病患，所以只要任何一個部位的 T 評分不合格，即使其他部位尚未夠低，都代表患有骨質疏鬆。而評分的部位亦直接反映出該位置的骨折風險。例如這個婆婆「股骨」的骨折風險比「腰椎」的骨折風險高（較差的 T 評分和 Z 評分）。

那麼要做「普查」嗎？

外國各地都建議為所有 65 歲或以上的女士，以及 50 歲或以上、有額外的患病風險的人士，以 DXA 做骨質疏鬆的普查。而 70 歲或以上的男士，則沒有明確建議該做還是不做。香港亦未有任何官方的建議。

診斷骨質疏鬆，做 DXA 得到評分可算是必要，但評估和盡量改善患者的其他患病風險其實更為重要。不可逆轉的風險，首先要數的一定是年齡；體重較輕的風險也較高。另外女性的風險普遍會較高：女性在收經之後，因為失去了雌激素（estrogen）維持骨質的功能，骨質流失便更快速；早收經，或服用某些「抗雌激素」藥物都會有同樣影響。長期臥床或不動都會加速骨質流失。某些長期病患，如腎衰竭、慢性肝炎、類風濕關節炎等長期炎症，甲狀腺功能亢進，或服用某些藥物，尤其是須長期服用類

固醇的人士，骨質疏鬆的風險都很高。缺乏日照或因為其他原因引致維他命 D 缺乏，都對骨質有壞影響。此外，吸煙酗酒都可導致骨質疏鬆。

預防骨質疏鬆，最重要是「儲蓄」更多骨質，營養和日照充足，多做負重運動，在年輕力壯時儲備多些，留待老時慢慢用（流失）。現在治療骨質疏鬆的有效藥物有很多，例如減緩骨質流失的口服藥（如「雙磷酸鹽」類，bisphosphonate），也有多種可以增加骨質的針藥，可減少因骨質疏鬆引致的骨折。另外「防跌」是避免長者因跌倒骨折的重要保護工作，尤其要注意和慎用會令長者更易跌倒的藥物。若果不幸骨折，如何令到患者盡快康復和避免下一次骨折也很重要。

以上種種，都需要全面和針對個人所需的評估和建議，家庭醫生在各方面都可以幫助到大家。

防病未然
家庭醫生的健康提示及疾病預防策略

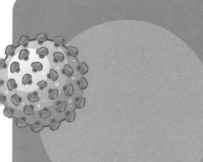

Chapter 2
預防細菌與病毒

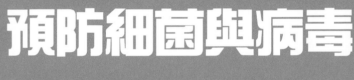

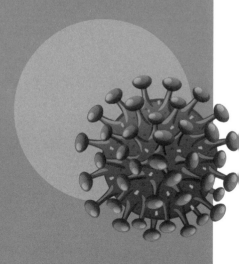

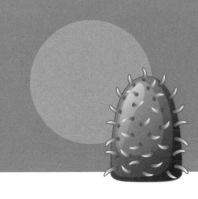

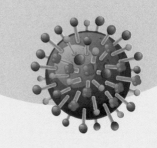

【疫苗：知多些，解猶豫】

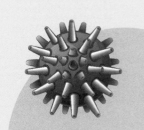

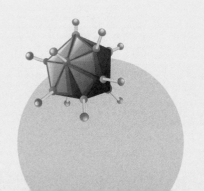

傳統疫苗，傳統技術

2019 年初世衛指出「疫苗猶豫」（vaccine hesitancy）為「全球衛生面臨的十項威脅」之一（其他還有「全球流感大流行」，不過這點當時未有具體例子，如今可指明是新型冠狀病毒了），當時大家不以為然，現今卻成為我們血與淚的慘痛教訓。長者和院社群組接種新冠疫苗的比率太低，結果直接導致老人家和院友們因感染而死亡。這教訓太大，痛定思痛，我們定必要解決疫苗猶豫的問題。

猶豫的其中一個原因，可能是出於不了解和誤解，也可能是因為在這個「後真相」時代，任何事都可以被質疑。我們醫護人員也唯有盡力解答大家的疑問，希望大家對疫苗知多些，解除不必要的疑慮。

話說在前，疫苗製造過程的品質控制絕非我等醫護可以決定，唯有盼望各國政府嚴格把關，各大藥廠良心製藥，以確保大眾對疫苗質素保持信心。

疫苗的原理大家都清楚，就是透過模擬身體的免疫系統受病原體（pathogen）刺激，產生抗體和細胞免疫反應，建立「免疫記憶」，那麼以後遇到真正病原體入侵時便能迅速反應，殺滅病原體來預防感染。疫苗的技術有新有舊，我們可以就著製造疫苗的技術來分類，叫大家對疫苗了解更多。

「活性減活」疫苗

「活性減活」疫苗（live attenuated vaccine）成分是一些仍然存活但被「廢了武功」的病原體，所以不會造成感染，卻能非常有效地刺激免疫反應，產生強大的保護力。

1.「牛痘」（cowpox）：史上第一種減活疫苗就是「牛痘」。方法是將感染牛隻的「牛痘病毒」以皮下注射打進人體內，從而產生免疫力，以預防在物種分類上同屬（genus）但不同種（species）的「天花病毒」（variola virus）所引起的天花（smallpox）。

減活疫苗的好處是簡單有效，製造技術相對簡單，而且因為是活的，所以能產生強大並長遠的免疫力。同時壞處也因為是活的，所以不能用於免疫力不健全的人士身上，例如孕婦、年紀太小或太大的人士都不適用，以免病原體會「翻生」，造成真正的感染（實質上此類風險只是很低，但疫苗的首要考慮是安全）。

2.「卡介苗」（Bacillus Calmette－Guerin〔 BCG 〕：卡氏和介氏是發明這疫苗的兩位法國醫學家，疫苗在 1921 年開始使用）：相信大部分中年以下的人都打過卡介苗，這是有效預防「結核病」（tuberculosis）的疫苗。結核病由「結核分枝桿菌」（*Mycobacterium tuberculosis*）引起，主要破壞肺部，也可導致腦膜炎，在香港和世界多地仍是致命的風土病。BCG 的原理和牛痘相同，都是以同屬不同種、不會在正常身體致病的「牛分枝桿菌」（*Mycobacterium bovis*）用「皮內注射」（intradermal injection）的方式打在肩側，令身體產生對抗肺結核的免疫力。

這針嬰兒一出世便要打，因為結核菌屬空氣傳播，傳染力極高，嬰兒一出生便有感染風險，所以出生即打是最保險的。

3.「麻疹—腮腺炎—德國麻疹」（measles-mumps-rubella, MMR）三合一混合疫苗：這減活疫苗保護力很強。當中最重要是能成功預防麻疹，令到這個幾十年前所有人都感染過、傳染極強、死亡率約為千分之一的病毒感染幾近絕跡。可惜在 80 年代，因為有「MMR 會引致兒童自閉症」的謊言廣泛流傳，結果引起眾多家長的猶豫，令到多個地方的 MMR 接種率下降，導致麻疹的感染出現反彈。前車可鑑，絕對不能再令這傳染病死灰復燃。現時 MMR 包括在衛生署的兒童免疫接種計劃內，很多年前只打一針，後來要打兩針，用「皮下注射」的方法為十二個月大和十八個月大的兒童接種。

MMR 疫苗很有效，經皮下注射接種，令疫苗裡的減活病毒和皮膚裡的免疫細胞預先交鋒，產生更強的免疫力。這種疫苗亦不需要加上「佐劑」（adjuvant）。佐劑是指加添在疫苗裡的化學（通常為鋁化合物）或加工天然物質，以加強注射後的免疫反應，並可以減少疫苗的活性成分。加上佐劑的疫苗通常需要以「肌肉注射」來減少刺激。佐劑分量很少，也完全安全，但有疫苗懷疑者卻往往以佐劑的成分來大做文章，根本是毫無理據、混淆視聽，實在令人氣憤。

4.「水痘」（chickenpox / varicella）疫苗：水痘病毒傳染性極高，有幸是毒性不強。水痘疫苗能有效預防感染，也包括在公家的疫苗計劃內。和 MMR 一樣需要打兩針，先在小孩十二個月大時打第一針（和 MMR 同日但分開位置打，理論上可減低打

針後發燒抽筋〔 febrile convulsion，熱性痙攣〕的風險，又或可以選擇打四合一的「四痘針」〔 MMRV 〕）；第二針通常是在十八個月大時打一針 MMRV。不過，接種後仍有很低的機率會出現水痘的「突破感染」（breakthrough infection），即是打了針後仍可能受感染，但病情比沒有打針的感染肯定輕得多（大家或會認為打完疫苗能「百分百」預防才算有效，這觀點不太正確，能夠有效減輕感染病情已經很有用）。這疫苗的成分，和成人接種的減活「生蛇」（帶狀疱疹）疫苗的成分相同，只是生蛇疫苗的分量為兒童疫苗的 14 倍。（另有一種更加新的生蛇疫苗，後文再詳談。）

5.「輪狀病毒」（rotavirus）疫苗：輪狀病毒疫苗也是減活疫苗，以預防因為這病毒所引致的急性腸胃炎。因為輪狀病毒是病從口入，所以這疫苗是以水劑方式給嬰兒口服。這疫苗不包括在政府的疫苗計劃內（經過平衡整體風險、益處和成本而決定），不過市場上有兩種口服疫苗可供市民自行選擇接種，分別為兩劑（建議兒童兩個月和四個月大時服用）和三劑（建議兒童在二、四、六個月大時服用）。家長可與家庭醫生商討並考慮到私營醫療機構接種。

「滅活」疫苗

第二大類為「滅活」疫苗（killed / inactivated vaccine）。原理是培育病原體後，將它以化學或物理方法殺死處理，將其「遺體」或部分遺體接種到體內以產生免疫反應。新冠疫苗「科興」就是以這技術製造。滅活疫苗的好處是非常安全，副作用甚

少，適用的人口很廣泛；缺點是「唔夠力」，要重複接種多次方能有充足保護，而且製作步驟甚多，成本亦較高。

1.「流感」（influenza）滅活疫苗：流感滅活疫苗相信是大家最熟悉的例子。最常用的方法是先將流感病毒放進雞蛋的胚胎培養（但切記對雞蛋過敏並非打流感針的禁忌），之後收集並殺死，再收集其表面的 H（haemagglutinin，即血球凝集素）抗原和 N（neuraminidase，即神經氨酸酶）抗原。因為流感病毒的 H 和 N 抗原是出名容易出現突變，故此會根據世衛每年的建議，分開北半球和南半球地域來製訂疫苗，準備疫苗所含有的 H 和 N 抗原種類。現今流感疫苗是「四價」，當中包括兩種甲型和兩種乙型流感的 H 和 N 抗原，混合一起，供每年冬季開始前接種。

2.「小兒麻痺症」滅活疫苗（inactivated poliovirus vaccine, IPV）：因為這疫苗的廣泛接種，社會成功杜絕了數十年前人們因為感染這病症而導致下肢殘障的悲劇，這是全球公共衛生的一大成就。IPV 非常安全，但也因為屬滅活性質，嬰兒出生後一共要接種五劑（二、四、六、十八個月和小學六年級），方能確保有足夠的免疫力。（以往也有另一種口服的「減活」疫苗，免疫效果很好，不過因為屬減活，所以有很微小的機率會「翻生」，導致小兒麻痺症。基於安全考慮，已發展國家已不再使用。）

3.「甲型肝炎」（hepatitis A virus, HAV）疫苗：甲型肝炎疫苗也屬滅活疫苗。甲肝是由於進食受病毒污染的食物所致，導致急性肝炎，幸好不會變成慢性肝炎。這疫苗不包括在政府的疫苗接種計劃內，建議經常外遊或公幹的朋友接種，一歲以上就可以接種，共兩針，每針相隔六個月。

以上的「減活」和「滅活」疫苗都屬傳統技術，另外也有「次單元」（subunit，即病原體的部分）疫苗和「類毒素」（toxoid）疫苗，也有新技術製造的「信使核醣核酸」（mRNA）疫苗（大家都認識的「復必泰」）和「病毒載體」（viral vector）疫苗，後篇續談。

「次單元」疫苗極安全但「唔夠力」

　　在新冠病毒的疫情中，香港已經慘痛地承受過因為「疫苗猶豫」而帶來的傷害。希望本文可以令大家對各種疫苗認識更多，消除無謂及無理的猶豫，放心接種疫苗。

「次單元」（subunit）疫苗

　　上篇談過「減活」和「滅活」兩類傳統的疫苗，而第三大類也屬傳統的疫苗為「次單元」（subunit）疫苗。這是將病毒或細菌「拆開」，只取出其表面會「引發免疫反應」（immunogenic）的部分（次單元），將其製成疫苗。這種疫苗當然是「滅活」，優點是極安全；缺點也是「唔夠力」，每次注射所產生的免疫反應不是很強，需要重複接種多次；另外製造的成本也較高。

　　現今接種的百日咳（pertussis）疫苗是一種次單元疫苗。早期的百日咳疫苗是「滅活」的百日咳細菌細胞，免疫反應很好，但副作用如針口痛和多出現發燒，令家長們很猶豫，不願接種，導致感染反彈。其後研究發現原來細菌的毒素部分是其致病的關鍵，於是便只提取這部分成為疫苗。新疫苗叫「無細胞型百日咳」（acellular pertussis, aP）疫苗，於 1996 年面世，解決了舊疫苗的問題。

提升疫苗效力方法之一：與蛋白質結合

　　次單元疫苗的成分可以是細菌表面的「多醣」（polysaccharides）抗原。這些多醣抗原在完整的細菌表面，感染時可以產生強烈免疫反應；但當打散放在疫苗時，所得出的反應就少得多。解決這問題的一個方法，是將細菌表面的多醣「結合」（conjugate）在一些「蛋白質」之上，成為疫苗打進體內，從而產生更強的免疫反應。因為若單純只有多醣抗原的話，只能引發 B 淋巴細胞反應，雖能夠產生抗體但很快消失；可是多醣一旦結合蛋白質的抗原，就能同時激發 B 淋巴細胞和 T 淋巴細胞反應，除了能產生抗體，同時能激發細胞免疫力，更重要是能夠成功建立起「免疫記憶」，達至更長久的保護。

　　1.「肺炎球菌」（pneumococcal）疫苗：肺炎球菌疫苗是次單元疫苗。肺炎球菌可引致嚴重的上下呼吸道感染和敗血症，尤其危害老人家及小孩。這細菌有很多「血清型」（serotype，不同血清型可以令身體製造不同的抗體），而針對多種血清型所做成的肺炎球菌疫苗，現在主要有「13 價」（PCV13）和「23 價」（23vPPV），當中的數字代表內裡所含有的血清型數量。那麼 23 價的保護力是否更強呢？不是，因為 13 價疫苗用了「蛋白質結合」技術，將細菌表面的多醣抗原「黐」在蛋白質上，注射後能產生更強反應，而且 13 價已經包含了最主要的致病型號。就算 23 價疫苗裡的多醣抗原較多，但因為沒有結合蛋白質，得出的保護反而較少。現在我們建議 65 歲的長者先打一針 13 價疫苗，一年後再打一針 23 價疫苗；而嬰兒則在兩個月、四個月大時先打兩針，在十二個月大時再打加強劑，打的都是 13 價疫苗。

防病未然
家庭醫生的健康提示及疾病預防策略

2.「乙型流感嗜血桿菌」（haemophilus influenzae type b, Hib）疫苗：乙型流感嗜血桿菌雖有流感之名，但並非病毒，仍是細菌，可引致腦膜炎、肺炎、會厭炎等病症。乙型流感嗜血桿菌疫苗也是以多醣抗原蛋白質結合的方法製成，這針不包括在政府的疫苗計劃之內。如選擇接種，嬰兒要打四針（在二、四、六、十八個月大時），常以混合針形式接種。

3.「腦膜炎雙球菌」（meningococcus）疫苗：腦膜炎雙球菌是可怕的細菌，經呼吸道感染，可以引起致命的腦膜炎。腦膜炎雙球菌疫苗也是以蛋白質結合的方法來提升免疫反應。因為本港的個案甚少，所以香港沒有建議要打，但在內地和多個西方國家都建議接種。當中有 4 價（ACWY 血清型）疫苗，建議需要接種的年齡和臨床情況，在世界各地都不同。香港的年青學生若要到外國留學寄宿，或穆斯林到沙地阿拉伯麥加朝聖，都必須按要求在起行前先自費打這針。此外，也有更加新的單價 B 血清型疫苗，這需要根據留學外遊國家的要求接種。

提升疫苗效力方法之二：製造屬於「蛋白質」的抗原

另外一種提升次單元疫苗效果的方法是以「去氧核醣核酸重組」（recombinant DNA）技術來製造屬於「蛋白質」的抗原。DNA 是用來製造蛋白質；若果將某段可以製造病毒蛋白質抗原的 DNA（質體，plasmid）抽取出來，再移植加插進另一些可以容易快速繁殖的微生物的基因體內，這段重組 DNA 便能被大量製造。方法是先將 DNA「轉錄」（transcription）成「信使核醣核酸」（messenger RNA），再將 mRNA「轉譯」（translation）

為蛋白質，生產出大量蛋白質抗原。最後將這些蛋白質抗原提取出來，便成為 DNA 重組疫苗。

1.「乙型肝炎」疫苗：第一種 DNA 重組疫苗，是極其重要的「乙型肝炎」疫苗。乙肝病毒經血液傳染，最危險是變成慢性肝炎、肝硬化、肝癌；當中以男性的風險更高，很多中年男士都不幸因此喪命。將乙肝「表面抗原」（surface antigen）的 DNA 提取，加插進「酵母」（yeast）真菌的基因裡，便能大量生產成為疫苗成分。乙肝疫苗要打三針，在嬰兒剛出世（要盡快接種來預防可能的母嬰血液傳染）、一個月和六個月時接種。香港在 1988 年起為所有新生嬰兒接種這疫苗，完成接種後有長遠保護，成功保護了這一輩的人，消除了乙肝的威脅。

2.「人類乳頭狀瘤病毒」疫苗：疫苗界近年的新貴「人類乳頭狀瘤病毒」（human papillomavirus, HPV）疫苗也屬於這類疫苗。HPV 經性接觸傳染，最嚴重的影響是在女性的子宮頸細胞裡引發變異，經歷多年後逐漸演變成子宮頸癌。HPV 也可以引致男女的「生殖器疣」（俗稱「椰菜花」），男性的陰莖癌、肛門癌（都是比較罕見的癌症）。HPV 疫苗也是以重組技術來製造出「類病毒粒子」，這些粒子產生的免疫反應和真正的病毒一樣強。最佳效果是在女性有性接觸之前接種（即未曾有可能被 HPV 感染前），本港現在為小學五年級和六年級（約 11 歲及 12 歲）的女同學接種。廣告中藥廠找來年輕男神來宣傳男生也要受保護，那麼是否也應為男生接種？這就涉及成本和效益的平衡和考慮。

3.「生蛇」疫苗：上篇談過「生蛇」（帶狀疱疹，由「水痘帶狀疱疹病毒」，即 VZV 所致）的「減活」疫苗，成分和兒童的

防病未然
家庭醫生的健康提示及疾病預防策略

「水痘」疫苗一樣。另一種新的生蛇疫苗也是以 DNA 重組技術，將 VZV 表面的「醣蛋白 E」（glycoprotein E）抗原製造成疫苗。醣蛋白 E 是 VZV 引發免疫反應的重要部分，成為疫苗後效果很好，為 50 歲或以上人士打兩針（兩針需相隔二至六個月）後，對生蛇的保護率達 95% 以上，而長達七年的延伸研究更證實疫苗有長期的保護力。這疫苗在安全和效果層面都很好，但價錢相對昂貴，暫時只能在私營醫療接種。

　　說完次單元疫苗和眾多不同例子，還有些舊和有些新的疫苗種類未說，下篇再說。

舊疫苗、新疫苗：
科研的成果與延續

　　疫苗是保護健康的好朋友，新的舊的都陪伴我們成長。上兩篇談過多種「減活」、「滅活」、「次單元」疫苗，本篇續談餘下的重要種類。

「類毒素」疫苗

　　「類毒素」（toxoid）是另一種重要的疫苗。好些細菌入侵身體後，會製造出一些毒素，此為「外毒素」（exotoxin）；或被分解後釋放出「內毒素」（endotoxin）。這些細菌的感染可能並不嚴重，但其毒素卻可以致命。模擬這些毒素，製成「類毒素」（屬蛋白質），注射進身體後，便能產生免疫反應和中和抗體，當再遇到這些毒素時便能迅速解毒。其優點和缺點與滅活疫苗相同。

　　1.「白喉」（diphtheria）疫苗（英文簡寫為 D 或 d，代表全量或減量）：白喉這病症現今極少見，感染上呼吸道後，其外毒素會令到喉嚨出現一片灰白色的堅韌薄膜，可以令患者窒息。另外，其外毒素也可經血液循環到心臟，導致嚴重的心肌炎。白喉疫苗的成分就是類毒素。接種白喉類毒素疫苗，能確保即使感染白喉都不會中毒。

2.「破傷風」（tetanus）疫苗：破傷風的中文名常常被人誤解是「傷風」的一種，其實真正的斷句應是「破傷」、「風」，意思是指傷口感染所致的「風」，即疾如風的病發。破傷風由「破傷風梭菌」（*Clostridium tetani*）的胞子（存活於泥土、沙塵、糞便）經「污糟」的傷口感染入侵人體內後，活化並釋放出「破傷風毒素」。這是極強的神經毒素，可引起強烈肌肉痙攣，影響呼吸心跳，甚至力竭致命。破傷風疫苗的藥理也相似。接種破傷風類毒素疫苗後，就算傷口受這細菌感染中毒，也有抗體中和毒素，不會因此致命。

現在兒童接種的疫苗，很多都是將幾種需要同時接種的疫苗混合使用，如此便能打少幾針。例如有「四合一」（白喉、破傷風、無細胞型百日咳及滅活小兒麻痹，統稱 DTaP-IPV 疫苗）、「五合一」（同上，加上乙型流感嗜血桿菌〔 Hib 〕）、「六合一」（同上再加上乙型肝炎〔 HBV 〕）；也有 MMR（麻疹—腮腺炎—德國麻疹）和 MMRV（加上水痘）。家長不妨查看一下子女的「針咭」，也就能更深入了解孩子們的健康。

綜觀上述的「傳統」疫苗，每一種的研究發展，都有踏踏實實的功夫，在科研進步的同時，也依靠實質的臨床數據作根基，絕對不能造次。每一種疫苗在新面世時，都會面對不少質疑和挑剔，但唯有真金不怕洪爐火，也只有真正安全有效的疫苗才能站得住。

現在以「新」技術研發的新冠疫苗，其實也是多年疫苗科研的延續。因新冠疫情全球大流行的緊迫需要，令新疫苗研製加速進行，也完全是有根有據，絕非「揠苗助長」。無根據的懷疑和

惡意的中傷，令到不少人誤以為真，甚至因此不願接種，實在是大不幸。這裡再解釋新技術的要點，希望能釋除猶豫者的疑慮。

「信使核醣核酸」疫苗

「信使核醣核酸」（messenger RNA, mRNA）疫苗，其中之一就是預防新冠病毒的「復必泰」疫苗。mRNA 是用來將某基因編碼「轉譯」（translation）製造蛋白質的物質。將病毒的全基因解碼，再將用來製造病毒抗原的 mRNA 串段確定，並根據其核酸排序製成疫苗。經肌肉注射進體內後，守護在肌肉的免疫先鋒「樹突細胞」（dendritic cell）會迅速將這段 mRNA 吸引進細胞質裡（重點是 mRNA 並不會進入細胞核，所以肯定不會「改變細胞的基因」），並用自身細胞質裡的「核醣體」（ribosome）轉譯成病毒抗原（蛋白質）。再將這病毒抗原呈現於細胞表面（新冠病毒就是其「突刺蛋白」）。當免疫系統裡的 B 淋巴細胞和 T 淋巴細胞發現這突刺蛋白，便迅速製造中和抗體和產生細胞免疫力，從而達到強力的免疫保護。

mRNA 疫苗的好處是效力強，接種後能產生強烈的免疫反應。理論上靈活性很大，不同的蛋白質抗原都可以用相同技術製造，成本也不算太高。另一方面，缺點是疫苗需要用超低溫儲存，以保存內裡的 mRNA，解凍後使用期較短。這是新技術，但絕非天馬行空、無中生有的產物，而是近年基因工程和生物科技研究的成果。「復必泰」和「莫德納」這兩種 mRNA 疫苗的效力和安全，在全球的接種層面中已經得以證實。

mRNA 疫苗初推出時，人們其中一個擔憂是「過敏反應」。

其中成分為「聚乙二醇」（PEG），這是納米粒子表面，包裹著 mRNA。這物質可能引致過敏，嚴重甚至引起「過敏性休克」（anaphylactic shock）。這風險發生的機率極低，但剛開始接種時大家都不了解所以相當憂慮。有幸香港開打到現在，嚴重過敏都幾乎沒發生過，相信這風險實在極低。PEG 這物質跟常會引致過敏的藥物和食物的性質完全不同，所以即使有藥物或食物過敏史也非注射的禁忌。

「病毒載體」疫苗

另外一種新技術是「病毒載體」（viral vector）疫苗。當中的病毒載體，是不能致病、不能在人體複製的病毒。最常成為這中間人的是「腺病毒」（adenovirus），這可以是只感染大猩猩的腺病毒，或是被改造至不能繁殖的人類腺病毒。以新冠疫苗為例，將製造新冠病毒突刺蛋白抗原的 DNA 串段加入腺病毒載體內（注意，腺病毒載體的表面沒有突刺蛋白），注射進體內後，病毒載體會進入樹突細胞，其 DNA 進入細胞核，並將新冠病毒突刺蛋白的 DNA「轉錄」（transcription）為 mRNA。之後就如上述般再轉譯製造成突刺蛋白，產生免疫力。

新冠病毒載體疫苗的例子，有英國的「牛津阿斯利康」疫苗、荷蘭比利時的「強生」疫苗、俄羅斯的「衛星五號」疫苗和內地康希諾生物的「克威莎」疫苗。好處和 mRNA 疫苗相同，就是靈活性大。病毒的 DNA 會進入免疫樹突細胞的細胞核，但這是正常功能，絕對不會改變其基因。缺點是如果人體對那病毒載體已經有免疫力，它有可能未感染細胞便已經給免疫系統幹掉，

影響其效果。這疫苗也有可能出現很罕見的副作用——疫苗引起之血栓性血小板低下症（vaccine-induced immune thrombotic thrombocytopenia, VITT）。病因有可能在腺病毒載體之上：它意外激發針對血小板的自我免疫反應，令血小板凝結在腦靜脈血管形成栓塞，同時又令到血液裡的血小板降低。這罕有副作用，主要發生於青年至中年有經期的女士（因雌激素的影響，本身為患上血栓症之高險群組）身上。整體來説肯定是非常安全有效。香港最終沒有引進這種疫苗，也算是少了件要爭議的事。

病毒在變，人情人事在變，疫苗和疫苗的建議也在變。疫苗的進步是科學研究和流行病學研究的成果，一切都有根有據。家庭醫生是醫療和大眾的橋樑，為大家打針，為大家解説，為大家釋除對疫苗的疑慮。

防病未然
家庭醫生的健康提示及疾病預防策略

健康提示小錦囊：疫苗概覽

疫苗種類	原理	例子
活性減活疫苗	活性減活疫苗（live attenuated vaccine）成分是一些仍然存活但被「廢了武功」的病原體，所以不會造成感染，卻能非常有效地刺激免疫反應，產生強大的保護力。 **優點**：簡單有效，製造技術相對簡單，能產生強大並長遠的免疫力。 **缺點**：不能用於免疫力不健全的人士身上，例如孕婦、年紀太小或太大的人士。	● 牛痘 ● 卡介苗 ● 「麻疹—腮腺炎—德國麻疹」三合一混合疫苗 ● 水痘疫苗和舊的生蛇疫苗 ● 輪狀病毒疫苗
減活疫苗	原理是培育病原體後，將它以化學或物理方法殺死處理，將其「遺體」或部分遺體接種到體內以產生免疫反應。 **優點**：非常安全，副作用甚少，適用的人口很廣闊。 **缺點**：「唔夠力」，要重複接種多次方能有充足保護；製作步驟甚多，成本亦較高。	● 流感減活疫苗 ● 小兒麻痺症減活疫苗 ● 甲型肝炎疫苗 ● 新冠疫苗「科興」
次單元疫苗	將病毒或細菌「拆開」，只取出其表面會引發免疫反應的部分（次單元），將其製成疫苗。這種疫苗也屬於「滅活」。 **優點**：極安全。 **缺點**：「唔夠力」，每次注射所產生的免疫反應不是很強，需要重複接種多次；製造的成本也較高。	● 百日咳疫苗 ● 肺炎球菌疫苗 ● 乙型流感嗜血桿菌疫苗 ● 腦膜炎雙球菌疫苗 ● 乙型肝炎疫苗 ● 人類乳頭狀瘤病毒疫苗 ● 新的生蛇疫苗
類毒素疫苗	好些細菌入侵身體後，會製造出一些毒素，此為「外毒素」（exotoxin）；或在被分解後釋放出「內毒素」（endotoxin）。這些細菌的感染可能並不嚴重，但其毒素卻可以致命。模擬這些毒素，製成「類毒素」（屬蛋白質），注射進身體後，便能產生免疫反應和中和抗體，當再遇到這些毒素時便能迅速解毒。 **優點、缺點**：與滅活疫苗相同。	● 白喉疫苗 ● 破傷風疫苗

疫苗種類	原理	例子
信使核醣核酸（mRNA）疫苗	mRNA 是用來將某基因編碼「轉譯」製造蛋白質的物質。將病毒的全基因解碼，再將用來製造病毒抗原的 mRNA 串段確定，並根據其核酸排序製成疫苗。經肌肉注射進體內後，守護在肌肉的免疫先鋒「樹突細胞」會迅速將這段 mRNA 吸引進細胞質裡，並用自身細胞質裡的核醣體轉譯成病毒抗原（蛋白質）。之後，再將這病毒抗原呈現於細胞表面。當免疫系統裡的 B 淋巴細胞和 T 淋巴細胞發現這蛋白抗原，便迅速製造中和抗體和產生細胞免疫力，從而達到強力的免疫保護。 **優點**：效力強，接種後能產生強烈的免疫反應；靈活性大，不同的蛋白質抗原都可以用相同技術製造；成本也不算太高。 **缺點**：需要用超低溫儲存，以保存內裡的 mRNA，解凍後使用期較短；其中成分「聚乙二醇」（PEG）可能會引致過敏，嚴重甚至引起過敏性休克，不過風險發生的機率極低。	● 新冠疫苗「復必泰」 ● 新冠疫苗「莫德納」
病毒載體疫苗	疫苗當中的病毒載體，是不能致病、不能在人體複製的病毒。以新冠疫苗為例，將製造新冠病毒突刺蛋白抗原的 DNA 串段加入腺病毒載體內，注射進體內後，病毒載體會進入樹突細胞，其 DNA 進入細胞核，並將新冠病毒突刺蛋白的 DNA「轉錄」（transcription）為 mRNA。之後再轉譯製造成突刺蛋白，產生免疫力。 **優點**：靈活性大。 **缺點**：如果人體對那病毒載體已經有免疫力，它有可能未感染細胞便給免疫系統幹掉，影響效果；可能出現很罕見的副作用——血栓性血小板低下症。	● 英國的「牛津阿斯利康」疫苗 ● 荷蘭比利時的「強生」疫苗 ● 俄羅斯的「衛星五號」疫苗 ● 內地康希諾生物的「克威莎」疫苗

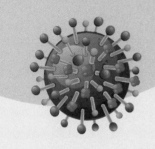

【新冠疫苗專篇──
打還是不打？】

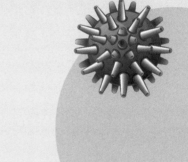

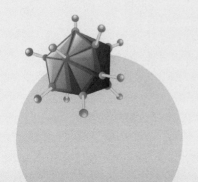

打新冠疫苗，問家庭醫生

近年來，全港的成年朋友都分外關注自己的健康狀況，例如很想知道自己患心腦血管病的風險、想確認自己是否有過敏病症的風險。這都是為了在接種新冠疫苗前做預備。姑勿論最終會有多少人接種新冠疫苗，看到大家越來越關心自己的身體健康，也算是一件好事。

對於新冠疫苗，大家肯定有眾多不同的疑問。可能在各新舊傳媒上接收到很多資訊，但這些資訊是否適合套用在自己身上，往往是難以確定。這時候，社區裡的家庭醫生肯定可以幫你解答疑問，釐清訊息的真假，幫助大家做明智的決定。

常見疑問一：「三高」是禁忌？

患有「三高」的朋友會問：「有人說患有『三高』不可以打新冠疫苗，真的嗎？」

患有「三高」，即高血壓、高血糖（糖尿病）、高血脂這些常見的長期病患，肯定不是接種新冠疫苗的禁忌。最重要是三高的控制要理想。如果一直有家庭醫生跟進，情況一直穩定，近期沒有需要大幅度的調整藥物，身體沒有甚麼不適，近期生活作息亦一切正常，那就可以放心打疫苗了。

「三高」是患上心腦血管病的風險因素，要加上年紀性別、

吸煙習慣、是否超重過胖、運動習慣、家族病史等因素，一起考慮整體的風險評估。新冠疫苗沒有要求將心腦血管病的風險降到最理想後才能接種。現在兩種新冠疫苗的多期臨床研究和其後在世界各地的實際大規模接種中，都沒有發現較高患上心腦血管病風險的群組有更大出現併發症的機率（德國復必泰疫苗的資料尤其清楚肯定）。只要了解自己現今的風險，加上沒有其他禁忌，就可以放心去打疫苗。

常見疑問二：患過心臟病、中過風就不可以打？

曾經患過心臟病（如冠心病通過波仔，放了支架）、中過風的病人，會問：「我已經有這麼多問題，怕『受不了』這疫苗，應該不能打吧？」

患有這些長期病患的朋友，若果不幸染上新冠肺炎，病情會更嚴重，死亡率亦會更高。所以有這些長期病患的朋友，更加需要打疫苗，及早得到保護。這類問題，或許可總結為：「患上新冠肺炎後會出事」的高危群組，是否等於「打新冠疫苗後會出事」的高危群組？答案是：不!

實際也可以這樣想：打疫苗後身體所出現的免疫反應，最多就像患上小病的反應，像「作感冒」時身體會有些疲倦乏力、肌肉酸痛，甚至低燒，一至三日後就會自行復原。身體是否真的虛弱至連這樣也承受不住呢？社區裡真正如此虛弱的朋友肯定是極少數，換言之絕大部分的朋友都適合打新冠疫苗。

有心臟病、中過風的病人，或都正服用阿斯匹靈或其他「抗

血小板藥」（antiplatelet agent）、舊式或新式的「抗凝血藥」（anticoagulant）。注射新冠疫苗的針非常幼細，打針後針口出血、出現血腫的風險極小；可以如常打疫苗，打針後按壓針口十分鐘便可。

常見疑問三：患過癌症可以打疫苗嗎？

也有癌症病歷的朋友會問：「我患過癌症，是否不應該打疫苗？」

癌症的病人都會特別擔心打疫苗的問題。若果是不幸新近發現患上癌症，正等候做手術或剛剛做完手術，又或者現正接受化療或者電療，那或許就先不要打疫苗，待病情穩定後再考慮。

但如果是曾經得過癌症、已經完成療程，醫治好了，身體已經康復，那就真的不用擔心，可以如常去打針。有些癌症完成療程後，腫瘤科醫生都會給病人繼續服用一些「輔助治療」（adjuvant therapy）的藥物，用來預防癌症復發，例如有些乳癌病人要服用一些荷爾蒙藥，有些甲狀腺癌病人要服用高劑量的甲狀腺素補充劑。這些病人的病情其實都已經很穩定，可以放心去打新冠疫苗。而且，因為曾經患過癌症，屬於感染後容易出問題的高危群組，所以更加需要打疫苗。

有些末期癌症的病者正在服用或接受「標靶治療」來控制病情，雖然暫未根治癌病，但可以將病情控制至穩定的情況，身體也大致無礙。那這類人士可否接種新冠疫苗？這情況或需要跟腫瘤科醫生商討做個別考慮。

常見疑問四：再看定些才決定吧？

也有朋友會問：「疫苗那麼新，是否應該再看定些才決定呢？」

「尊重個人自決」是接種疫苗的大原則，先觀察後決定也是非常合理。但到底要觀察甚麼呢？兩種疫苗的資料已經盡量公開供大眾了解，全球各地數以億計的人接種後，也沒有發現在安全上出現有系統性的缺陷（當中復必泰的資料更為清晰透明）。至於有個別病人在接種後出現嚴重事故或死亡，個案比例很低，經調查後亦證明死亡個案跟接種疫苗沒有直接的因果關係。由於傳媒會將所有懷疑出現問題的個案，在未經證實前大肆報道，很可能因此令大家落入「報告偏倚」（reporting bias）這陷阱中。若果只著眼看個別事故，很容易會被偏見影響決定。最終大家該相信的，是真實的科學數據和透明的公開資訊。科學證據越充分，資訊公開越清晰，就是越可以信賴的。如要觀察，也是要看這些。

常見疑問五：兩種疫苗，應該選擇哪一種？

也有朋友會問：「兩種疫苗，應該選擇哪一種好呢？」

醫生會微笑地反問：「那你希望打哪一種呢？」兩種疫苗，各有好處，接種前每個人主觀會考慮的重點不同，客觀要留意的事項也不同。跟家庭醫生談談，除了可以解答新冠疫苗的問題外，也可以令你更全面地了解自己的健康。

「不適宜」接種新冠疫苗的例子

另一方面，也有一些醫生認同或建議病人「不適宜」接種新冠疫苗的例子：

1. 癌病復發

黎先生患有晚期前列腺癌，現在每半年注射一次抑壓男性賀爾蒙的藥物來控制病情，令癌細胞進入「冬眠」狀態，情況很穩定。近日覆診驗血時發現其 PSA（前列腺癌的指數，若果由低升高很可能代表癌細胞再度活躍）升高了。腫瘤科醫生為他加多了一種新的口服抗賀爾蒙藥物，希望可以重新控制癌細胞。這天他覆診哮喘，希望家庭醫生給他寫封信證明他不適合打疫苗，使他和家人出外用膳時可以做證明。

黎先生癌病復發，現階段也許不宜打新冠疫苗。但如上文所說，若果病人的癌症已經醫好，完成療程，病情穩定，則適合打新冠疫苗。社區裡癌症康復者很多，他們是更加需要受疫苗保護的群體。當然跟癌症康復者討論時，要充分理解其憂慮，仔細討論解釋，並在有需要時詢問腫瘤科醫生的意見。

2. PEG 過敏

張女士兩年前曾經做過大腸內窺鏡檢查，喝下用來瀉清大腸的「洗腸水」後，除了肚瀉之外，還嘔吐大作，腹痛非常，最後很勉強才完成照大腸。事後醫生懷疑她對洗腸水的成分過敏，著她以後不要再試洗腸水，並將此紀錄在「藥物過敏反應」裡。這天她前來詢問家庭醫生是否適合打新冠疫苗。

洗腸水的主要成分是 PEG（polyethylene glycol，聚乙二醇）。PEG 的成分穩定、不刺激、不燃燒，最重要是同時具有水溶和脂溶的特性。它是 BioNTech 和 Moderna 這兩種 mRNA 疫苗的成分，包裹著 mRNA 串段，形成「納米粒子」。若對 PEG 過敏，也會有可能對 mRNA 疫苗過敏。mRNA 疫苗的最重要「絕對禁忌」（absolute contraindication）就是對 PEG 過敏，可以發生嚴重的「過敏性休克」，但發生機率極低，約為十萬分之一。

醫生相信張女士很可能是對 PEG 過敏，故此擔心她接種復必泰都會過敏，便叫她不要接種復必泰；但屬滅活疫苗的科興則沒有 PEG 這成分，醫生建議張女士可以放心接種。

社區大眾對個別藥物或食物過敏這問題相當普遍；各種過敏病如哮喘、鼻敏感、濕疹更是常見。但若非特殊地對 PEG 或疫苗其他成分過敏，這都不一定不適合接種新冠疫苗。當然患有各種過敏病症的朋友如仍很擔憂疫苗的過敏反應，建議可找家庭醫生問清楚。

3. 甲狀腺功能亢進

陳小姐八個月前明顯消瘦、怕熱出汗、心跳手震；頸部甲狀腺微脹，雙眼上瞼向上瞪。驗血一看，她的甲狀腺素水平極高、促甲狀腺刺激素則極低，確診是甲狀腺功能亢進（甲亢）。醫生為她開抗甲狀腺藥，並緊密跟進她的病情。

服藥後，陳小姐的情況明顯改善，藥物的劑量亦隨之慢慢減少。今日覆診，她驗血甲狀腺素功能已回復正常。陳小姐問醫

生，她希望可以快些出國外遊，現在她適合打新冠疫苗嗎？醫生回答說：「如果你在八個月前甲亢剛發病時，就真的不適宜接種疫苗！現在你服藥後病情很穩定，身體狀況也良好，所以你可以放心打新冠疫苗。」

若患上急病，或嚴重的長期病患而未受控，就應該延遲打疫苗。但病情穩定後一般都可以打疫苗。近日常聽到，若果甲狀腺「有事」，就不能打新冠疫苗。像陳小姐八個月前的情況，的確是「有事」，不宜打疫苗。但也有情況非常穩定、長期服用「甲狀腺素補充劑」的「甲狀腺減退」（甲減）病人，都認為自己甲狀腺「有事」，不能打新冠疫苗⋯⋯

這誤會就大了！慢性甲減、服藥後病情穩定者肯定可以打疫苗。至於如何為長期病患界定為「病情穩定」，最實際的考慮是當下是否需要為病人加藥（或減藥），或是否需要即時為病人安排額外的檢驗。若果答案是「否」，病人又無其他大礙，那就可以放心去打疫苗了。

關於新冠疫苗的疑慮，最好是找家庭醫生問清楚。當大家說「醫生，我唔想打疫苗⋯⋯」時，希望醫生能夠給你一個清晰又切身的答案，釐清當中的誤解。

家庭醫生與中學生談疫苗

2021 年 6 月起，新冠疫苗「復必泰」已經獲准於 12 至 15 歲的青少年人身上使用，即是現在所有中學生都屬於適合接種復必泰疫苗的群組。相信有部分家長已經接種了新冠疫苗，但對於子女應否接種仍存有疑問；也有一部分家長因為對疫苗抱有懷疑而仍未接種，那自然也會對子女接種與否會有所保留。

家庭醫生日常與很多學生和家長接觸，較能明白他們對復必泰疫苗的擔憂，以下就以問答方式來解釋說明。

問：「復必泰」疫苗是甚麼？

「復必泰」是以「信使核糖核酸」（messenger RNA, mRNA）新技術製造的疫苗。注射進入身體後，免疫細胞會在其「細胞質」裡將該段 mRNA「轉譯」成新冠病毒表面的「突刺蛋白」（spike protein）；T 淋巴細胞和 B 淋巴細胞在發現突刺蛋白這外來抗原後，便會觸發強烈的後天免疫反應，產生細胞免疫力和中和抗體。若果以後遇上新冠病毒，淋巴細胞便能迅速偵測到其表現面的突刺蛋白，發動免疫反應去除掉這入侵者。

「復必泰」是採用德國藥廠 BioNTech 的技術，疫苗在德國製造，經上海藥廠「復星醫藥」在大中華地區分銷，並冠上復必泰這中文名字。這疫苗和美國「輝端」（Pfizer）的 BioNTech mRNA 疫苗技術和成分完全一樣，所以全球各地以輝端 mRNA 疫苗進行研究所得出的結果，可以完全套用於復必泰之上。

問：mRNA 疫苗是新技術，長遠來說可靠嗎？

因為現在是要接種到年輕子女的身上，家長都分外關注疫苗的長遠安全性。BioNTech 疫苗是第一種獲批准大規模在人類使用的 mRNA 疫苗，到目前全球已經有數億人接種過；而在眾多較先進國家（美國、英國、歐洲、以色列等）的研究和觀察，都明確地肯定了其效力（保護率達 95%）和安全性（沒有發現任何嚴重的安全隱患）。

最重要的一點，是疫苗裡的 mRNA 被轉譯後會迅速分解，肯定沒有可能進入「細胞核」裡。疫苗的 mRNA 完全沒有接觸，也肯定不會影響人類的基因（人類的基因物質是在細胞核裡的 DNA，不會被 RNA 影響）。所以坊間很多流言說 mRNA 疫苗會如何改變人類的基因，實在完全沒有科學根據！但說實話，mRNA 疫苗從 2020 年尾使用至今時間也不算長，又如何能有長遠（數以年計）副作用的數據呢？不過考慮到其技術上的可信性和大量接種後的可靠數據，我們可以對其長遠的安全性非常放心。

問：中學生們接種復必泰前後，需要注意甚麼？

　　學生們基本上都是「打慣針」的一群，絕大部分同學的健康狀況都適合接種復必泰疫苗，事前通常都不需要額外問醫生意見。跟成年人一樣，同學們接種復必泰後，都有相當大機率出現針口腫痛、疲倦、肌肉酸痛等常見副作用，但只會發生在打針後的第二三日，之後會自行消失；期間可以服用「撲熱息痛」（如「必理痛」）來紓緩不適。

　　有建議學生打針後可以放假兩日休息，這或會影響正常的學習和考試。實際上，相信各位家長也不會給同學在考試期間打針，而暑假將至，到時為同學預約打疫苗的空間會更大。也有建議打針後需暫停劇烈運動一個星期，這可能會影響一些參加校隊、港隊同學的訓練或比賽。相信各運動團隊都會明白打疫苗的優先程度，也會盡量體諒和互相配合；期間進行較輕量的運動則沒有問題。

問：同學患有哮喘／鼻敏感／濕疹這些敏感病，可以打復必泰嗎？

　　相信不少青少年都患有上述的常見敏感病。若果這些敏感病控制穩定，那接種復必泰肯定沒有問題。而處理這些敏感病時常會用到一些「局部使用類固醇」藥物，如哮喘的吸氣、鼻敏感的噴鼻、濕疹的藥膏，都有類固醇成分。這些情況都完全不會影響打復必泰，可以放心。更重要的是繼續維持日常的藥物使用，絕不需要因打針而停用，以免影響病情。

問：同學對某些食物或藥物過敏，可以打復必泰嗎？

青少年即使對個別食物或藥物過敏，都可以放心打復必泰，並在接種後休息觀察三十分鐘（除非肯定是對復必泰裡的成分〔如 PEG，聚乙二醇〕過敏，否則都沒有問題）。但若果是對某食物或藥物有極嚴重的「過敏性休克」（需要即時搶救），或者對多種不同的食物或多於一種藥物有嚴重即時過敏反應時，就需要找醫生再作評估（這些情況很少見）。

問：青年人打復必泰，會患上「心肌炎」嗎？

「心肌炎」是心臟肌肉因急性發炎引發的病症，主要是因為病毒感染所致，較多見於青年人（16 至 30 歲），以男性較多。（大家或記得三年前一個年輕運動健將藝人突然昏迷暈倒，相信就是患上急性病毒性心肌炎。）

早前歐美地區已經開始為青年人大量接種 mRNA 疫苗，此後亦觀察到有心肌炎的病症發生在青年人群組（青年人本身是感染病毒後患心肌炎的高危群組），但個案比率仍屬罕見，比較起基本發病率沒有明顯的增多；研究也沒有確認病症和 mRNA 疫苗有因果關係。若單純以觀察作分析，心肌炎個案較常見於接種第二針疫苗四日後左右出現，病情亦通常較輕微。

同學和家長實在不需要因為擔憂心肌炎而抗拒接種復必泰；若想安心些，建議可於接種後一個星期避免劇烈運動。

問：我仍然很擔憂復必泰的安全性和懷疑它的功效，可以不打嗎？

接種疫苗是自決的選擇，不能被威迫利誘，這是無可置疑的根本；而未成年的同學們則需要家長的同意才能接種。在決定的過程中，同學可以有自己的意願，也可以視為一個訓練思考、分析和決定的練習。該如何評估資訊的真偽（fact check）？如何以「批判性思考」（critical thinking）分析正反的論點？如何判斷事情的利弊？如何考慮個人決定對自己、家人、群體和社會的影響？如何盡本分、履行自己的公民責任？藉著這次接種復必泰的抉擇，同學們可以當是個訓練，也可以跟家長和老師們坦率討論。

「老友記，快啲去打啦！」

親愛的老友記：

你好！

在過去幾個月，我們每次診症時，都會在電子病歷上看看你們接種「新冠疫苗」的記錄。每當見到你們已經完成接種兩針或三針疫苗，就會打從心底替你們高興。完成接種疫苗，便會得到保護。我們也會提醒你要接種餘下疫苗的日期：第二針後三個月打第三針，再三個月後打第四針。

若果你頭兩針打的是「科興」疫苗，那根據專家的建議，第三針應該選擇「復必泰」疫苗，以得到充足的保護力。若你希望穩陣些，第三針也可以選擇再打「科興」。打第三針可重新增強免疫力，不論是哪種疫苗，都是好事。

「患病高危」絕不等於「打針高危」

若果我在電子病歷記錄上發現你仍未打新冠疫苗，那在完成診症前，我會問問你：「我見到你仍未打新冠疫苗，你會計劃打嗎？」你的回應可能是：「醫生，其實我也想打，但我這麼多病痛，吃那麼多藥，可以打這針嗎？」

老人家常有眾多長期病患，服用多種藥物，身體常有不適。

防病未然
家庭醫生的健康提示及疾病預防策略

我們會評估你們的病歷和現在的情況，若果穩定、沒有新出現的徵狀、沒有原因不明的病況，普遍都適合打新冠疫苗。你們和照顧者常常有一個很大誤會：「老人家年老體弱，是患上各種病患的高危群組，那肯定同樣是打針後容易『出事』的高危群組。」但「患病高危」絕不等於接種疫苗後容易出現問題的高危。長者打新冠疫苗，風險跟其他年齡群組一樣，同樣都是極低極微。若果你們覺得自己年長多病，打針會更易出事，那就是個大誤會了。

長者失守，前功盡廢

相反，你們越是體弱多病，就越加須要打新冠疫苗以得到保護。這點千真萬確，不容置疑，尤其是住在院舍的長者院友更加需要疫苗的保護。這不是危言聳聽，而是很擔心一旦新冠病毒在長者群組、院舍爆發，到時恐怕眾多長者會招架不住。若果不能保護到你們長者群組，大家這兩年多的抗疫防疫工夫就可謂前功盡廢！

每當和你們談起打新冠疫苗，你們常表達對疫苗副作用的憂慮。回想剛剛開始打新冠疫苗，你們聽到那些「打疫苗會死人」的傳言，往往都會「先入為主」，腦裡記著這些毫無根據的說法，即便以後再有確實的資料證明疫苗是安全的，也難以令你們心安。

新冠疫苗肯定不會導致心臟病或中風，嚴重的副作用也是極為罕見。另外，也聽到你們擔心打針後會有「心肌炎」或「腦靜脈血管栓塞」這些問題。然而，心肌炎主要出現於年青的男生，

並在注射第二針「復必泰」後；腦靜脈血管栓塞則發生於注射「牛津—阿斯利康」之「腺病毒載體疫苗」的年輕女士身上。這些罕有的副作用，跟你們不大相干，實在不需顧慮。

長者打疫苗副作用輕微

打新冠疫苗後真正的常見副作用，如針口腫痛、肌肉酸痛、淋巴腫痛、發燒等，都是打針後免疫系統在工作的反應，通常在二三十歲的年青人身上較嚴重，而因為長者的免疫反應普遍較少，故此副作用在你們身上則相當輕微。你們也應該知道打「復必泰」後的反應通常比較大，故此你們或會對打復必泰有些猶豫。在過去一年觀察所得，長者打復必泰後的反應普遍都相當輕微，比年輕群組的反應少得多。可見你們實在不需因此而忌諱復必泰啊！

你或會說：「我甚少到處去，也沒有計劃要回內地或去外國，那我不需要打新冠疫苗吧！」但要知道現在政府推行的「疫苗氣泡」，就是要打了新冠疫苗後才能進入眾多公眾場所，即是以後要打過針才可以每天「飲早茶」。若果因為無打針而影響日常的社交生活，對你們的身心健康肯定都會有損害。大家都明白這是政府「鼓勵」打針的方法，那就不用再「睇定啲」（之前很多朋友暫時不去打疫苗的理由），輕輕鬆鬆去打針，取得這「通行證」先算！

要知道現在流行的變種新冠病毒 Omicron 的傳染性極高，但其毒性和殺傷力卻似乎有所降低，故此在外國也有意見認為對付 Omicron 所引發的疫情，不需要這麼「緊張」。這觀點或許有

些根據，但大前提是社區裡大部分民眾都已經接種了疫苗，每個人都對新冠病毒有一定的抵抗力。這點在香港的長者群中尚未成立。若果變種病毒 Omicron 在長者間爆發，因著其極高傳染力，會令到大量長者染病，到時重症入院和因此死亡的人數肯定很可怕。

復必泰還是科興？

至於你們應該打復必泰還是科興疫苗？打復必泰的保護力肯定比較強，你們接種後的反應通常都很輕微，所以應該同樣是你們的首選。雖然研究結果發現科興比較「唔夠力」，打完後保護力或有不足，但若果你們始終認為打科興會穩陣些，那當然也是可以！說到底，沒有打疫苗，對新冠病毒的保護力是「零」！開始接種其中一種疫苗，得到一定保護，總是好事。

過去一年我們前線家庭醫生診症時跟眾多老友記談及新冠疫苗，感謝你們的信任，大多數都在我們的解釋和鼓勵後，安心地接種疫苗，之後再見到你們自然也是平安無事，對打疫苗也全無後悔。希望未打針的老友記，立定決心去打針！也明白你們的家人或同樣對打疫苗有顧慮，但很希望家人能理解打疫苗得到保護，才是愛護你們的最佳決定，並支持你們打針的決定，協助你們預約和陪伴你們一起去打新冠疫苗！

你的家庭醫生 謹啟

（懇請將本篇傳給身邊有需要的長者，感謝！）

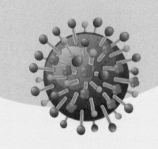

【預防勝於治療】

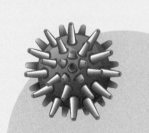

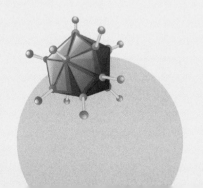

殺滅病毒攻略

　　「2019新型冠狀病毒」引發的「戰爭」，由湖北武漢蔓延，各國各地政府、人民與醫護人員，因著其風險均處於戒備狀態。香港則處於最高戒備，嚴防這病毒在社區擴散。

主動與被動殺滅病毒

　　戴口罩、勤潔手、不要亂摸眼口鼻、為 U 形隔氣管注水，是預防受感染的「被動」方法。那又有何「主動」殺滅病毒的方法？冠狀病毒與其他大部分呼吸道病毒一樣，都不愛高溫乾燥的環境，故大家都主觀地期待到了夏季，太陽伯伯發功，疫情便會減退；用高濃度酒精搓手液、1：99漂白水、梘液等，則是以化學方法來消毒，透過破壞病毒體的脂肪膜來殺滅病毒。（但注意高濃度酒精搓手液是高度易燃，要嚴防著火。）

　　若果病毒進入了呼吸道，那便要依靠身體的免疫反應來對付它。以新型冠狀病毒為例，相信有部分人被感染後，只有輕微的徵狀或甚至毫無徵狀，那可能是因為他們成功靠著自身的免疫系統打贏了，殺滅了這病毒。

「抗生素」和「抗病毒藥」的分別

　　若輸了首場仗，被病毒入侵，出現嚴重感染，如雙邊肺的嚴

重病毒性肺炎，出現急性呼吸窘迫，那就極需要「抗病毒藥」來救命。

　　先說明「抗生素」（正確名為「抗細菌藥」，可殺滅或壓抑細菌）和「抗病毒藥」的分別。細菌是單細胞生物，新陳代謝的特質跟人類非常不同；感染是發生在細胞和組織之外。故抗生素可以專門針對細菌的代謝和繁殖來殺菌，相對地不影響身體。病毒則完全依靠侵入宿主細胞後，騎劫細胞的功能來複製繁殖，再去感染另一顆細胞。故此抗病毒藥必須非常專門，只針對病毒而不影響宿主細胞，研發難度更高。

從病毒感染的四個步驟阻截感染

　　病毒感染的每個步驟，理論上都可以是抗病毒藥阻截病毒路徑的參考指標。當中有四大步驟：病毒入侵細胞和脫膜、病毒繁殖、病毒逃避宿主的免疫防衛、病毒離開被感染的細胞並傳播。

1. 阻止病毒入侵細胞

　　要阻止病毒入侵細胞，最有效是有針對該病毒的抗體。抗體能專門地結合在病毒表面的抗原上，防止病毒入侵宿主細胞。這就是後天免疫系統預防病毒再感染的最有效方法。例如，若媽媽是「乙型肝炎帶病毒者」，生產時媽媽與嬰孩的血液會無可避免地接觸，這是乙肝病毒經「母嬰傳染」的最高危時刻。若在出生後十二小時內為嬰孩注射「乙肝免疫球蛋白」（乙肝的抗體），便能中和並消滅血液中的病毒，保護嬰孩。

2. 阻止病毒「脫膜」

病毒入侵細胞後需要「脫膜」（uncoating），即是病毒打開其外膜，將內裡的 RNA 或 DNA 基因釋放進細胞內。以甲型流感為例，「金剛胺」（amantadine）這傳統抗病毒藥，就是透過抑制病毒脫膜的功能以阻截病毒。但金剛胺必須在感染首四十八小時內服用才有效，那時病人很可能還在潛伏期中（流感潛伏期通常為一至四日），根本不知道已患上流感；加上甲型流感病對金剛胺極易產生抗藥性，故現今臨床上的藥效已很低。

3. 阻止病毒複製自身的基因

病毒繁殖發生在宿主的細胞質或細胞核內，透過複製自身的基因，製造各種蛋白質，以重新組合成更多的新病毒體。病毒的基因可以是 DNA 或 RNA，兩者都是由最基本的單位「核苷酸」（nucleotide）所組合（生物科基本：DNA 有四種兩對：A 與 T，G 與 C；RNA 則是由 U 代替 T）。繁殖時，一粒粒地串連下去成為雙螺旋的長鏈。若有藥物「偽裝」成為核苷酸，被病毒取用，連上去後下一粒核苷酸就不能再串連落去，從而中止病毒的繁殖。這是抗病毒藥「核苷類似物」（nucleoside analogue）的原理。

早期治療新型冠狀病毒的藥物之一「利巴韋林」（ribavirin），就是透過偽裝成 G 核苷，被病毒取了來做基因的串連後，擾亂下一粒本應該是 C 的串連，大大增加了 U 核苷酸誤串下去的機率，結果便令病毒過度變種，不能製造出有功能的蛋白質。另外一種研究用來治療新型冠狀病毒的「瑞德西韋」（remdesivir），本來是治療伊波拉病毒的藥物，也是核苷類似

物。它偽裝成 A 核苷酸，被病毒取用後，便可以中止其 RNA 的組合。

而更新研發出的專門抗新冠病毒藥之一，是口服藥「莫納皮拉韋」（molnupiravir）。這「特效藥」的偽裝力更強，可扮成 C 或 U 核苷酸，更專門地擾亂病毒的基因複製，最終令其過度變種而滅亡。

4. 阻截病毒的「蛋白酶」

當病毒快完成繁殖時，會製造出較大的蛋白質，再由其病毒「蛋白酶」（protease）將大蛋白分割成較小的結構蛋白或各種有功能的酶。「蛋白酶抑製劑」就是用來專門對付這類病毒蛋白酶的藥物。洛匹那韋（lopinavir）和利托那韋（ritonavir）是兩種蛋白酶抑製劑的組合藥，原本是治療愛滋病的「高效抗反轉錄病毒治療」（high active antiretroviral therapy, HAART）當中一個重要成分，因發現其功效對冠狀病毒的蛋白酶都有抑制作用，於是便被徵用為早期的第一線治療。

以同樣藥理研發的另一種新專門抗新冠病毒藥是「帕克斯洛維德」（paxlovid），這也是含兩種蛋白酶抑製劑的組合藥（成分是 nirmatrelvir 及 ritonavir）。這口服藥非常有效，可以減低因感染的死亡率達九成，大大保護到本身健康欠佳或未接種疫苗的患者。

5. 強化人體免疫功能

人體先天免疫系統裡有極重要的「干擾素」（interferon）反

應，當偵測到病毒獨有的「雙鏈 RNA」後，便會發出強而有力的回應，發動免疫系統對抗病毒。故病毒要成功感染，必先逃避宿主的干擾素免疫防衛。現在也有用上「干擾素 Beta 1b」來治療新型冠狀病毒，目的是強化患者的免疫功能以對抗病毒。

6. 令病毒不能被釋放

　　病毒成功大量自我繁殖後，最後是要離開（通常是殺死）宿主的細胞，再由新生病毒感染下一粒細胞。如甲型與乙型流感病毒，就有「神經氨酸酶」（neuraminidase）這抗原在表面，用來割開宿主的細胞壁，將新的病毒體釋放，避免重新黏附在原本細胞上。抗病毒藥亦可針對這個步驟。「神經氨酸酶抑制劑」如「奧司他韋」（oseltamivir，即「特敏福」）就是針對這步驟，令病毒不能被釋放，不能再感染下去。

　　抗病毒藥需要非常專門地針對某種特定的病毒而研究出來，對付病毒 A 的特效藥對病毒 B 可以是完全無效。有幸現在我們備有「莫納皮拉韋」和「帕克斯洛維德」這兩種專治新冠的真正特效藥，並在第五波疫情期間，由前線家庭醫生處方給高危的患者，令我們在抗疫路上多一份強大的力量。

　　對抗這新型冠狀病毒，大家都各司其職，公共衛生與傳染病的學者、實驗室的工作人員、檢疫的前線人員、清潔的專業人員、趕製口罩的囚友、良心售買抗疫用品和檢測病毒物資的商人、前線服務的醫護人員、在患難中互相守護的每個人，一起多出一分力，一起渡過艱難的時刻。

檢驗病毒攻略

面對新型冠狀病毒的全球大流行，本港抗疫的情況很嚴峻，我們每個人都要盡己之力，緊守崗位，自愛自律，互助互補。這病毒在本地有社區爆發之危機，大家都擔心受感染，也擔心成為無徵狀的帶病毒者，成為隱形傳播者而不自知！因此，此刻有更有效、更準確、更合適的檢驗病毒方法，就是成功抗疫的其中一個關鍵。

第一步「種菌」與「種病毒」

現時檢驗新型冠狀病毒的方法有檢驗深喉唾液（deep throat saliva），鼻咽與喉嚨雙拭子（nasopharyngeal and throat swabs），檢驗痰液、糞便、血液等，大家或會大概聽過這些檢驗方法是如何準確或不準確，但這些檢驗實際上的理論和特點又是甚麼？

「細菌」是單細胞生物，可以將患者合適的樣本（喉嚨拭子、痰液、尿液、糞便、血液等）直接放在營養培養媒體上「種菌」，做病理上的診斷。病毒跟細菌不同，必須進入宿主的細胞，利用細胞的物質和功能來自我複製和繁殖。因此，「種病毒」（viral culture）必須在高技術的實驗室，利用「細胞培養基」來繁殖，困難和緩慢得多。種病毒這診斷方法現今通常是用來做研究用途，但在面對新出現、新變種的病毒，而且現存的所

防病未然
家庭醫生的健康提示及疾病預防策略

有診斷方法都找不出致病源時，也需要實質地培養出病毒，才能研發出其餘的診斷方法。

如何採集合適的樣本？

診斷這新冠病毒，如何採集合適的樣本做檢驗，是實際運作上的一大考驗。這病毒入侵呼吸道後，尤其會專攻病者的下呼吸道（主氣管、支氣管、細支氣管、肺氣泡），引起致命的雙肺病毒性肺炎。多方面的研究都發現，為出現病徵的病人採集呼吸道分泌樣本時，理論上越深入，越準確。最深入的呼吸道樣本，是為病人做「氣管內窺鏡」檢查時所收集的「支氣管肺氣泡灌洗」（bronchoalveolar lavage）液體，這是最準確的。但因為氣管鏡只能由呼吸科專科醫生做，也屬播毒高危的「產生氣霧步驟」（aerosol generating procedure），故實際上不是常用的診斷方法。

其次是取痰液做樣本。鼻咽與喉嚨雙拭子一向是最常用、最標準的採集呼吸道樣本方法，但也需要由穿上保護裝備的醫護人員取樣本。近期最常用的方法是深喉唾液。這是一個很方便、不需額外醫護人手，也能合理準確地取樣本的方法。當病人出現相關呼吸道病徵，卻又未需要緊急處理時，醫護可將樣本瓶交給病人，叫病人將第二天早上的第一啖深喉唾液（口水）吐進瓶內，並即日早上交回收集化驗。後來的建議是兩個小時內不喝水之後留的深喉唾液也同樣可行。

怎樣驗？

若果受到感染，呼吸道樣本便存有病毒，檢驗時一旦驗到這些病毒便可歸類為「確診個案」。然而，實際的檢驗過程到底是怎樣？現在檢測新冠病毒樣本的方法叫 RT-PCR 測試（reverse transcription-polymerase chain reaction，逆轉錄聚合酶鏈式反應）。當病毒專家找出這新冠病毒，並迅速破解其基因全圖譜，便能夠找出專屬這新冠病毒的重要基因排序。這些特別的基因排序只會在這新冠病毒出現，在其他所有已知物種中都不會出現。故此，只要在呼吸道分泌中找到這專屬基因排序，便可以非常肯定這病毒的存在。

這測試的科學名字字字珠璣，更仔細地解釋：「聚合酶」是將 DNA「核苷酸」（nucleotide）這基因的最基本單位串連在一起，並組合成雙鏈螺旋的酵素（重溫生物基本知識：人類的基因是雙鏈 DNA，病毒的基因則可以是 DNA 或 RNA，可以是雙鏈或單鏈；全部都是由核苷酸一粒一粒地組合。DNA 有四種兩對：A 與 T，G 與 C；RNA 則由 U 代替 T）。化驗病毒時，先將病毒殺滅，再釋放裡面的基因物質，然後加上聚合酶。如聚合酶找出這病毒的專屬基因排序（也就是上述 A、C、G、T 的串連），便會將這基因排序以「鏈式反應」（2 變 4、4 變 8、8 變 16……）不停地大量複製，將原來樣本中極微量的病毒基因排序，不斷複製成可以量度出的分量，並得出「陽性」的化驗結果。若果根本沒有這病毒，或者致病的是其他病毒，則甚麼事也不會發生，那便是「陰性」結果。

防病未然
家庭醫生的健康提示及疾病預防策略

我們常常聽到的 Ct 值（cycle threshold value，「循環數閾值」），就是上述要重複複製的次數。Ct 值愈低，病毒量愈高。例如若果 Ct 值是 13，即是重複 13 次就到可測量到的水平，代表病毒量很高；若果 Ct 值是 30，即是重複 30 次才驗到，病毒量已是極低，或只是病毒的「殘骸」，患者傳染別人的風險也是極低。

因為冠狀病毒的基因物質是「單鏈 RNA」，故此測試時要先用「逆轉錄酶」（「轉錄」是將 DNA 變成 RNA，「逆轉錄」則將 RNA 變成 DNA）將其 RNA 變成相應的 DNA 串連，再進行 PCR，以得出準確的結果。以 PCR 做病毒的核酸檢測，黑白分明，又快又準；但也因為方法極為「敏感」，可以將極低分量的病毒或病毒殘骸也檢測出來，出現「假陽性」的問題。更先進的 PCR 方法可以做「量化」（quantitative）測試，非常準確地用作評估抗病毒治療的效果（常用於乙丙型肝炎、愛滋病和新冠肺炎）；也可以一次過測試多種不同病毒，以排除和確認病源。

回顧一下在呼吸道不同位置採集樣本，做 RT-PCR 驗新冠病毒時不同的「敏感度」（sensitivity，真正患病而檢測得到的比率）：單獨的喉嚨拭子為 60%、單獨的鼻咽拭子為 88.6%、深喉唾液為 88.6%、痰液為 97.9%（以鼻咽與喉嚨雙拭子為 100% 的黃金標準）。現在家庭醫生在社區前線收集病人深喉唾液做初步檢查或篩查，在平衡各因素下也是個很合適合理的方法。

特別感謝為我們全力服務的化驗所專業人員。疫情嚴峻，緊守家中，減免接觸，守護香港！

快速測病毒：抗原對抗體

　　疫情初期，電視報道有一些無良商人，聲稱有「新冠肺炎」的「快速測試」出售，慫恿顧客購買回家，用裡面的拭子撩鼻腔做自我測試。產品放在隱藏鏡頭前一看，盒面的英文卻清楚地印著 FLU / RSV！那可是用來檢測「甲、乙型流感病毒」和「呼吸道合胞病毒」的啊！雖然這都是會感染呼吸道的病毒，但這快速測試產品完全不能用來測試新型冠狀病毒！不良商人牟利至如此卑劣之地步，實在可惡！

　　為免這些奸商輕易奸計得逞，以下我們了解一下快速測病毒的原理及方法，以免墮入消費陷阱。新冠病毒的標準檢測方法是在檢測者的鼻咽和喉嚨以拭子取呼吸道分泌去做病毒核酸檢驗，方法是「逆轉錄聚合酶鏈式反應」（RT-PCR）[1]，技術要求嚴格，必須在高規格實驗室內由專業人員進行，需時最少數小時。

　　現在檢驗各種病毒的快速測試，理論上相對簡單，基礎是病毒的「抗原」（antigen）與免疫反應產生的「抗體」（antibody）專門地結合（抗原與抗體兩詞字面上很相似，又經常在文章中同時出現，讀者必須時刻分清分楚）。病毒粒子有多種不同的抗原，主要是蛋白質的結構，病毒繁殖時，依著本身的基因重複製造這些抗原。對病毒而言，每種抗原各有其重要職分，如

1　詳見〈檢驗病毒攻略〉。

在病毒表面入侵宿主的細胞（例如新冠病毒的突刺蛋白〔spike protein〕抗原、流感病毒的 H 抗原）、從宿主的細胞分離（流感病毒的 N 抗原），也有用作抵擋宿主免疫反應的抗原。不同病毒，有不同的特殊抗原。因此，如能分辨出特殊的抗原，就能辨認出該種病毒。

如何分辨各種抗原？

病毒入侵身體後，身體免疫系統主要靠發現病毒的抗原，以警覺外敵的入侵，然後激發免疫反應一步步去對付病毒。「後天免疫系統」（acquired immune system）中的 B 淋巴細胞（B lymphocyte），就是負責製造「免疫球蛋白」（immunoglobulin，簡稱 Ig，即是抗體）來專門對抗某種特別病毒。專門的抗體懂得分辨病毒抗原，可以結合在對應的病毒抗原上，防止病毒黏合在宿主的細胞，中和病毒。同時抗體也是個「中間人」，結合在病毒抗原上，將其帶到「巨噬細胞」這免疫系統清道夫將其吞噬消滅。另外，抗體也可以和「先天免疫系統」（innate immune system）中的「補體系統」（complement system）合作，針對病毒的抗原，打穿受病毒感染細胞的外膜。此外，抗體也可以阻止病毒從受感染的細胞中釋放出來。後天免疫系統製造抗體，是對抗病毒最專門、最有效的方法。

製造抗體對抗病毒的最大問題

但製造抗體對抗病毒有個最大的問題：慢！B 淋巴細胞率先製造的抗體是 IgM，這約要在受病毒感染七天後才出現，並約

於四個星期內消失。若為有病徵的病人抽血發現到針對某病毒的 IgM，就可以確定病人現在正處於急性感染中。但最大問題是最初那七天左右的「空窗期」。當病人受感染後，若處於潛伏期或感染初期，為他「抽血」驗 IgM 很大可能會出現「陰性」，是個非常危險的「假陰性」！

B 淋巴細胞其後製造的抗體是 IgG，約在受病毒感染的第十至十四日後出現，並可長期持續。用 IgG 來診斷急性的病毒感染基本上是完全無用！一來一定不會檢驗到初期感染；二來若驗到是「陽性」，也只代表病人曾經受到感染，卻不能分辨是急性新的感染，還是以往舊的感染。但如果是用來做傳染病的研究，驗 IgG 就很有用。如在傳染病疫情穩定後，為社區群體驗 IgG，理論上可以有助找出曾經受過病毒感染的病人（假設 IgG 的水平能夠長期持續），包括以往沒有發病的無徵狀受感染者，這有助更清楚理解病毒的傳染實況。

但驗 IgG 抗體必須要小心準確。以新冠病毒為例，若果接種過新冠疫苗，免疫 B 淋巴細胞會製造出大量針對「突刺蛋白」的 IgG 抗體。若果在打針後驗血檢測這種抗體，就不能分辨抗體到底是由打針還是由以往的感染所產生。若果打過針後，想要評估是否曾經受過感染，就要針對地驗新冠病毒核心裡「核衣殼」（nucleocapsid）抗原的 IgG 抗體。這種抗體不會在接種疫苗後出現，只會真正受過感染才出現，應可以辨別過去的感染。但這種抗體會隨時間下降，抗體水平或未能長期持續，增加分辨過去感染的困難。

防病未然
家庭醫生的健康提示及疾病預防策略

說回各種快速測試

若該種快速測試要找的是病毒的「抗原」，測試劑裡就會有針對某病毒的「抗體」（人造的單株抗體）；若要找的是血液裡的「抗體」，測試劑裡就有該病毒的「抗原」（人造的抗原或抗原部分）。

我們現在常常在上班上學前「撩鼻」取鼻腔分泌做的新冠病毒「快速抗原檢測」（rapid antigen test, RAT），就是檢測新冠病毒的突刺蛋白抗原，測試棒上佈有針對它的單株抗體。而前文所述的 FLU / RSV 快速測試，測試棒上便有三組單株抗體，分別針對呼吸道分泌裡可能出現的甲型流感抗原、乙型流感抗原和RSV 病毒抗原。理論上抗原對抗體的配對非常準確專門，不容易有誤差，但必須考慮到底自己是因為甚麼原因做這測試。檢驗目的不同，臨床情況不同，對結果的分析也極為不同！

回想疫情早期，未有疫苗面世時，也有一些聲稱為新冠肺炎做「快速測試」的方法，驗的不是病毒本身，而是「篤手指」驗血液裡的 IgM 和 IgG 抗體！問題來了，感染到新冠病毒的初期，在最早的潛伏期、發病初時的散播病毒期，即在頭七天最關鍵的防疫和治療時期，驗 IgM 和 IgG 都肯定會是「陰性」！若果患病者誤信以為真，真的以為自己沒有受感染，有份「錯誤的安全感」，不去求醫，不再做正確的檢查，又沒有做足預防措施，那就麻煩了！

驗血液 IgM 和 IgG 的所謂快速測試，若用於臨床上診斷急性懷疑染病的病人，根本完全無用，更很大可能造成「假陰性」的

危害。皇家澳洲病理學院亦已經於 2020 年發表聲明，明確「反對」以驗血液的 IgM 和 IgG 來測試早期的新冠病毒感染。

理解「抗原」對「抗體」的理論，做檢測時便更清楚檢測的原理，也避免墮入消費陷阱。

病毒檢測有幾準確？

　　這兩年來，相信每個香港人為抗疫都付出了很多。盡快找出感染新冠病毒的患者，盡快隔離治療，並為患者的緊密接觸者安排合適的檢疫，是控制疫情的有效方法。但這新冠病毒實在狡猾，首先其潛伏期可以相當長，患者在染病初期縱使未出現病徵，其呼吸道分泌物已經帶有病毒，能夠傳染周遭的人們。而且，更有完全無病徵的感染者，在全程無任何病徵的情況下將病毒傳播。因此，為更多有可能受到感染的人士做更多的病毒測試，也是對抗這病毒的必要措施。

　　現在檢測新冠病毒的方法是以「逆轉錄聚合酶鏈式反應」（RT-PCR）來檢測新冠病毒基因裡的核酸，將新冠病毒部分獨有的核酸 RNA「逆轉錄」為 DNA，再經「聚合酶」以「鏈式反應」幾何級數複製，以確認病毒是否存在，及量化病毒量。這方法非常「準確」，有沒有病毒，黑白分明。

為甚麼有「假陰性」、「假陽性」？

　　病毒核酸測試這麼準確，那為甚麼還有「假陰性」、「假陽性」的問題？問題就是從哪裡取呼吸道的樣本。從呼吸道取樣本做新冠病毒的核酸測試，越深入越準確。現在最常用的初步檢查樣本是「深喉唾液」（deep throat saliva）。這是上呼吸道的樣本，為了增加檢測到病毒的機率，會建議病人早上起床時，將喉

頭最濃最稠的口水吐出來做化驗。後來建議兩小時不喝水後所留的樣本也可以接受。這方法只需要測試者自己進行，方便社區病人自行取樣本，又不會增加傳播病毒的風險。但比起標準的取樣本方法，即是以鼻咽與喉嚨的雙拭子做檢驗，深喉唾液的「敏感度」（sensitivity）則有所不及。

深喉唾液的「敏感度」較低

臨床病理上該如何理解？若果感染新冠病毒，直接在鼻咽與喉嚨找到病毒的機率很大，拭子檢測病毒核酸「陽性」的機率自然也會很大。若病毒同時在深喉唾液出現就當然能被檢測到，但若果病毒只在鼻咽與喉嚨出現，沒有在唾液出現，只驗唾液就會出現「假陰性」。

臨床上若以深喉唾液做病毒檢測，需要考慮其「敏感度」的問題。早前引述過的一個觀察報告，指出以「逆轉錄聚合酶鏈式反應」（RT-PCR）驗新冠病毒的敏感度：單獨的喉嚨拭子為 60%、單獨的鼻咽拭子為 88.6%、深喉唾液為 88.6%、痰液為 97.9%（以鼻咽與喉嚨雙拭子為 100% 的黃金標準；每個觀察研究引述的數字也有所不同）。那就是說，若有 1,000 人患有新冠病毒，為他們以深喉唾液檢測病毒核酸，有 886 人會被正確地檢測到，有 114 人不能被檢測出來，後者便是「假陰性」。

如何應付可能出現的「假陰性」？

若果病人的臨床徵狀非常符合新冠肺炎的病徵，那就必須再

用其他診斷方法來驗證，如驗血發現白血球當中的「淋巴細胞」異常下降、照高解像電腦掃描時發現雙邊肺的周邊組織出現纖維變化等。另外，也要為病人做鼻咽與喉嚨雙拭子或取其他更深入的樣本以覆核結果。相反，若病人病徵輕微甚至沒有病徵，臨床上根本不像染病，再加上深喉唾液的病毒檢測為陰性，便足以「排除」染病的可能了。

那「假陽性」呢？即是明明無受感染，但化驗到「陽性」。以呼吸道樣本做新冠病毒核酸檢測，不論位置，其「特異度」（specificity）都非常高，有 99% 或以上。即是為 100 個沒有染上病毒的人士化驗，99 個都會正確地呈陰性，1 個則會呈陽性，即「假陽性」。但這「假陽性」會否是「無徵狀感染者」呢？這要考慮其整體的臨床情況，需要加上其他的檢驗結果一併評估決定。

另外要注意的是驗到新冠病毒的「殘骸」。最常見的情況是患者染病康復後，其後再驗仍然為「陽性」。原因很可能是驗到已死病毒的殘餘基因，但因為逆轉錄聚合酶鏈式反應可以檢測到極微量的病毒基因，所以結果出現「假陽性」。

測試前患病機率

病毒檢測方法的「敏感度」和「特異度」都是客觀的，但如何在不同的臨床情況下正確分析「陽性」、「陰性」的真或假，當中最難的是如何決定。最重要先留意患者到底似不似有病，醫學術語就是「測試前患病機率」（pre-test probability）。以流感病毒的快速測試為例，以鼻拭子取呼吸道樣本來做流感病毒「抗

原」測試，敏感度為 50% 至 70%，特異度為 90% 至 95%。若果在流感爆發的高峰期，病者有發燒和典型的流感徵狀，臨床評估流感的「測試前患病機率」為 90%（即很大可能患有流感）。為患者做快速測試（假設敏感度為 70%，特異度為 95%），若結果為陽性，其「陽性預測值」（所有陽性測試反應當中真正患病的比率）便是 99.2%（經測試後，極可能為流感）。

但假若並非在流感高峰期，病人沒發熱、徵狀亦不像流感，臨床評估其「測試前患病機率」為 10%（即不大可能患有流感）。若快速測試結果為陽性，其「陽性預測值」則是 60.9%（結果有些模稜兩可）。信還是不信，最終也先要充分考慮當時流行病的狀況，再根據面前病人的臨床情況，並做出最合適的決定。這是決定和分析所有檢測時必需的考慮。

「豬鼻」與「旋轉」

「敏感度」和「特異度」這醫學術語很容易令人混亂。簡單較易記的，就是：敏感度高的測試，陰性結果可以排除病症（Sensitive test when Negative rule OUT the disease, SnNOUT，豬鼻）；特異度高的測試，陽性結果可以確診病症（Specific test when Positive rule IN the disease, SPIN，旋轉）。筆者多年來也是靠「豬鼻」與「旋轉」來分析這些資料，希望大家見到這些術語和數字時也可以參考。

經歷了幾波疫情，用不同方法、在不同場所做的新冠核酸檢驗，大家或已經歷過。加上自己在家裡做的快速抗原測試，檢測病毒成為了大家日常生活的一部分。理解檢測當中原理，就能更準確分析結果。

發燒、探熱

新冠疫情以來，大家最害怕的應該是「發燒」，做得最多的應該是「探熱」。在家裡、進入各場所前都先探熱，漸漸成為了大家生活的新日常。

發燒的原因

發燒時，大家最想知道發燒的原因。引起發燒的最常見原因是「感染」，包括病毒和細菌的感染。但發燒並非直接由感染所致，而是身體的免疫系統監測到致病原的入侵，產生反應（如對抗病毒的「干擾素反應」），將化學訊息傳到「下丘腦」（hypothalamus）的恆溫中心；下丘腦因此發訊將體溫的標準調高，提升身體的「中央體溫」（core temperature），令身體出現周邊血管收縮、肌肉顫抖、脂肪燃燒等反應來提升體溫，引起發燒，目的是令到免疫系統在較高溫下更有效運作來對抗感染。

2019 年或以前，引起發燒的最常見原因應該是「流行性感冒」這病毒性呼吸道感染；但如今若果有發燒和呼吸道病徵，則必須考慮是否感染新冠病毒。其他會引起發燒的病毒感染，包括登革熱、手足口病、水痘、麻疹、愛滋病等。

另外，各種急性的細菌感染，也可以引起突發的高燒，例如腦膜炎、扁桃體炎、肺炎、尿道炎引致的腎盂炎、膽管炎／膽囊炎、胰臟炎、皮下蜂窩組織炎等。

感染以外，風濕科疾病如類風濕關節炎、紅斑狼瘡等急性發作也可引致發燒。某些癌症，如急性淋巴癌本身也可以引致發燒。某些藥物極罕見但極嚴重的副作用，如抗抑鬱藥、抗精神病藥等，也可以引發高燒。臨床上醫生需要考慮這一切，為病人找出發燒的原因。

容易發燒的高危組別

小孩子的免疫系統未成熟，對眾多病毒與細菌沒有抵抗力，是容易發燒的高危組別。年齡另一端的長者，其免疫系統則見老化及較遲緩，故面對急性感染時反而比較不容易發燒，因此令旁人更不容易察覺長者原來已經患病。相反，長者患病時一旦真的發起燒來，相信定必是嚴重的感染，那務必要當心診治。

更年期女士常有突發的血管擴張收縮徵狀，出現潮熱、汗出、發滾、面紅等不適，常常懷疑自己是否發燒。這些不適的成因與發燒的病理機制完全不同，為她們正式量度體溫時，她們的中央體溫也不會有發燒的溫度。

體溫超過多少才算發燒呢？

大家很常問這個問題：體溫超過多少才算發燒呢？回答此問題時，我們需要考慮三個因素：量度的位置、病人的年齡、定義發燒的界限。不同位置有不同的上限，以世衛的參考值，肛探攝氏 38 度以上為發燒（以下全部以攝氏表示），口探為 37.5 度以上，腋探為 37.3 度以上，耳探則為 38 度或以上。也要考慮年

紀：兒童的新陳代謝率較高，基底體溫（basal temperature，即是平時的體溫）也較高，因此考慮為發燒的溫度是較高的 38 度以上；長者則相反，基底體溫較低，所以以較低的 37.5 度以上為發燒。

發燒的溫度始終是由人而定，可以有鬆有緊。以往普遍都會將 38 度以上定義為發燒，但如今面對新冠肺炎全球大流行的嚴峻挑戰，實際運作便需要將發燒的定義收緊，普遍 37.5 度以上就視為發燒，目的是不想遺漏一些病情可能較輕微的病症。當然發燒與否只是臨床診症時其中一項要留意的因素，看清楚眼前病人的情況才是最重要。若醫生觀察到病人很病很差，即使沒有發燒，也必須認真緊急處理。

準確量體溫的方法

準確地量度病人的中央體溫才能正確地反映身體的狀況。現在我們最常用、最標準的量體溫方法是以紅外線溫度計做耳探，探測耳膜的溫度。這是準確量度中央體溫的方法，安全、快捷、簡單。但若果病人患有耳疾，如慢性中耳炎、中耳積液、耳垢過多等，量度出來的溫度便不準確。口探、腋探、肛探都是使用「探熱針」。電子探熱針以半導體傳導來測量溫度，不含水銀，也是安全準確，但需時稍長。傳統的玻璃水銀探熱針因為含水銀和可破爛，現今已不再使用，年輕朋友可能從沒有用過，也未必懂得看那條水銀線。

那麼以紅外線儀器探額頭準確嗎？儀器當然是準確，但探到的只是前額皮膚的溫度，只反映這裡動脈血液的溫度。嚴格來

說，這不是中央體溫，也較容易受外界溫度影響，但因為跟中央體溫相近，也會隨著身體狀況變化而改變，量度起來簡便快捷、不需任何接觸，用來作篩查用途也是個折衷方法。若有懷疑或量度出溫度過高，下一步還是建議正式量度中央體溫作實。

有些地點或商舖折衷過度，轉以量度手部的溫度來量度體溫，那就真的不能接受了。雖然這個做法比探額頭更自然，不需要定著頭頸幾秒，但量度出來的手部溫度，極易被外來因素影響，更絕非中央體溫，完全沒有參考價值。更甚是若果病人正在發高燒，卻因為周邊血管收縮而手腳冰冷，那手部量度出來的溫度定必是低！若因此而掉以輕心，那問題就大了！如此做法，比不做更差，必須停止。

正確理解發燒和探熱的問題，可以幫助我們持續抗疫。

孩子中新冠，家長該怎辦？

　　新冠疫情爆發期間，相信各位醫護同業都收到好些親友的急電或訊息：家裡有幼小、尚未能打新冠疫苗的幼童經「快速抗原檢測」後確診新冠，現在發高燒，該怎麼辦啊？要立刻到急症室嗎？在家又該如何處理？又要觀察甚麼呢？

　　2022 年 3 月，香港兒科學會舉辦了以「如何處理兒童懷疑受新冠病毒感染」為題的網上講座，由兩位資深兒科醫生關日華醫生和趙長城醫生主講，有超過三千名醫護和各界同工參加，當中也有眾多家庭醫生參與，希望能從資深同業處溫故知新，更好地照顧我們日常見到的孩子們。

　　變種病毒 Omicron 傳染力超強，兒童群組也避無可避，他們通常由家居的緊密接觸感染，因此受感染的兒童有很多。尤幸絕大部分感染都是輕症，孩子辛苦、家長擔憂數天後，都能夠康復無恙。因為疫苗只可以用於 3 歲或以上的孩子（科興疫苗適用於 3 歲或以上，復必泰為 5 歲或以上），所以要保護孩子，就必須依靠家庭裡的「群體免疫力」，如果父母、兄姊、工人姐姐、祖父母們都打了針，這就是在疫情大爆發時保護孩子的最好方法。

發燒怎麼辦？

　　家長雖然可以在家裡為孩子「撩鼻」做「快速抗原測試」，

為孩子確診感染新冠。但初發病時，許多孩子首先出現的是發燒甚至高燒（攝氏 39 度或以上），很多時快速測試仍然會呈現「陰性」。原因是「發燒」是我們免疫系統面對外敵感染時候的即時反應，以警醒和提升免疫能力打仗。新冠病毒入侵觸發免疫反應後，會跟免疫系統先有一段短時間的「拉鋸戰」，之後成功入侵上呼吸道的黏膜細胞後繁衍，病毒量才會隨即迅速上升，這時「撩鼻」驗鼻分泌方能驗出當中的新冠病毒抗原。以快測驗新冠，一般需要多驗數天才能作實。

每當孩子發燒，醫生都希望能快速找出病因對症下藥。新冠肆虐，雖然這時孩子發燒的最大可能往往是新冠，但快測仍然顯示是「一條線」，那會否還有其他可能？若果孩子有其他呼吸道感染病徵都應當是新冠處理。否則，同時要考慮因細菌感染的「尿道炎」和因此引發的「腎盂炎」（pyelonephritis）。因為幼童不懂表達，診斷上也有些難度。另外，也要考慮是否「玫瑰疹」這由其他病毒所致的病症，其典型病情是幼童除發高燒外完全沒有不適，在兩日後退燒並全身出現紅疹（新冠病毒甚少會出疹）。但玫瑰疹是由幼童之間互相傳染，現時社交隔離期間，幼童間的接觸都大大減少，所以相信玫瑰疹並不常見。

當孩子發燒發病，醫生都會叫家長先觀察，不要立即趕到已經爆滿的急症室。那該觀察些甚麼呢？家長觀察的重點是要密切留意有沒有出現因為感染新冠引致的嚴重併發症，一旦有所發現便真的要立刻到急症室。

嘶吼症與哮喘

　　Omicron 病毒主攻患者的上呼吸道，這在孩子身上也一樣。但孩子的上呼吸道相對比較狹窄，如果病毒引起的黏膜腫脹和發炎厲害，有可能引起急性的上呼吸道阻塞，臨床症狀是「嘶吼症」（croup，即咽喉氣管支氣管炎，laryngotracheobronchitis）。這是可以致命的急症。若然家長聽到孩子「吸氣」時，出現很嘈雜的怪聲（inspiratory stridor，以前從沒有聽過的），而且咳時聲音有些像小狗的吠叫，這時就要分外留意。即時處理方法是先給孩子吸一些暖蒸氣來放鬆氣管；若孩子呼吸越見困難和急促，或者神智轉差，就要立即帶孩子到急症室。

　　呼吸道受病毒感染也可以引發幼童出現「哮喘」（asthma）。哮喘是肺部內幼細的支氣管和細支氣管收縮和發炎所致的病症。這可能是孩子第一次出現喘鳴聲——那是在「呼氣」時出現的 VV 聲（expiratory wheezing）。同樣，我們也可以先給孩子吸些暖蒸氣，情況轉差便到急症室求診。

如何察覺孩子有肺炎？

　　新冠最致命的併發症是「肺炎」，幸好 Omicron 的案例中較少見。孩子有肺炎會有甚麼表現，又要留意甚麼？

　　幼兒的呼吸比成人快，靜止時，新生嬰兒（一至十一個月）每分鐘呼吸為 30 至 60 下；1 至 2 歲為 24 至 40 下；3 至 5 歲為 22 至 34 下。若果孩子呼吸持續急促過快，或高燒不退，或嘴唇

藍紫（中央發紺），或精神不振，就要懷疑是患有肺炎，需要盡快入院治療。

　　「發燒抽筋」（熱性痙攣，febrile convulsion）在六個月至六歲的孩子相當常見，通常在高燒的頭兩天發生，這是全身抽搐的「大發作」（grand mal seizure），持續兩至三分鐘後停止。這對家長來說必定是極可怖的經歷，但相對來說，這只是因為太高燒所致，絕非「燒壞腦」，家長不需嚇壞自己。待情況穩定後，需繼續為孩子降溫，再去求醫。

最嚴重併發症——急性壞死性腦炎

　　Omicron 可以在兒童身上導致一個罕見但最嚴重的併發症——病毒性「急性壞死性腦炎」（acute necrotizing encephalopathy）。聽到這個名字就知道可怕，也許就是家長們最害怕發生的「燒壞腦」，最常見於六至十八個月的幼童。早期徵狀是急劇的神情呆滯（比疲倦嚴重多）、沒有反應（對慣常喜愛的事物）、會走路的突然行動不穩、會說話的突然口齒不清，又或者出現「局部性」的痙攣。此處的「局部性」痙攣跟上述的全身大發作不同，因為腦炎所引發的痙攣，可能只會是局部的抽搐，例如單邊一手或一腳的抽動，這是因為腦部控制該肢體的部分出問題。若出現這些情況，需要立即到急症室求醫。

　　最後，也說說「血氧心率儀」（pulse oximeter）的用途及原理。這是利用光學原理，分辨出微絲血管內的血液「血紅蛋白」（haemoglobin）帶氧與不帶氧比例。這肯定是監察患病者心肺功能的好幫手。但若硬說低於 94% 或 93% 就有危險恐怕也

不準確。家長要先看看孩子的手指是否因為冰冷所以「無血到」（發燒時常見，度出來的血氧也較低），再看看孩子的整體情況再作決定。

以上絕非要嚇壞家長，猶幸是即使孩子感染 Omicron 病毒，絕大部分都會完全康復。但在醫療系統異常緊張時，實在要先靠家長們為自己的孩子做分流，因為家長才是最清楚幼兒情況和變化的人。面對患病的孩子，甚至家長自己或都已經中招不適，照顧當然困難，但也要沉著應戰，冷靜面對，只要密切觀察孩子情況，適時應對問題，必能渡過難關。

最後一句，截至 2022 年 3 月 14 日，3 至 11 歲兒童的新冠疫苗接種率為 53.4%，換言之仍有四成多孩子未打針。接種疫苗絕對有用，孩子接種肯定安全。家長不要猶豫，快安排孩子打針。

雲端診症，未來所趨？

近年的新冠抗疫，跟 2003 年沙士的最大不同，或許就是現在有先進的資訊科技陪伴我們抗疫。在盡量避免實體社交接觸的前提下，網絡雲端成為了聯繫人們的另類途徑，例如網上學習、網上會議、網上面試、網上購物、網上崇拜、網上掃墓、網上叫外賣、網上談戀愛……幾乎數得出的都可以轉變成網上做，也叫大家多了不少網上的新體驗。

網上「睇醫生」也是大家其中一個新體驗。以本港的使用情況而言，早在新冠病毒全球大流行之前，已有私營醫療機構開始「雲端診所」服務，並因為好處眾多而受到不少上班族的歡迎。公營醫療機構亦察覺到這項新服務的需要，近年醫管局也開發及試行「雲端診所」，為病情穩定的舊症病人提供線上醫療面談來跟進患者病情。

「保守」不代表「故步自封」

「遠距醫療」（telemedicine）有眾多長處，相信公營私營的醫療管理組織、保險公司、資訊科技公司都會繼續大力推動，香港醫務委員會亦於 2019 年 12 月制定關於遠距醫療的指引。曾在介紹遠距醫療的電視節目聽過有保險公司的管理人員認為「醫生是十分保守的一群」，對遠距醫療的發展或會有所保留。

每逢聽到以「保守」來形容醫生，就不知那到底是「彈」還是「讚」。是的，醫生必須是保守的，因為他們要保護和守護病人的健康和生命，故此凡與醫療相關的所有新事物，醫生都必須先了解清楚，確認其好處，並必須確保比現存的方法更佳或至少不是較差才能接納採用。這是最基本的立場。

但「保守」不代表「故步自封」。以筆者為例，以往曾對推行「病歷無紙化」有所保留，但實施以後發現好處極多，也促成了「電子病歷」的發展。如此看來，若果在社區推行雲端診症，到底會帶來怎樣的轉變？

哪些病症或病人最適合雲端診症？

相信穩定的長期慢性病患者應是較合適的一群，以雲端診症取代定期到診所／醫院覆診。這類診症病人覆診的主要目的一般是監察病況，然後繼續服用慣常的藥物（病人或會說：「就只是來『攞藥』」）。當然醫生還會評估病人近期的情況，如家裡定期量度的血壓、心跳、血糖、血氧度等指標，也會檢視最近驗血或化驗的結果。這些都可以用視像形式進行，效果也不會比實體的會面差。若病人的日常指標能夠預早上載在線，醫生在雲端診症時檢視就更加方便清楚。

現在好些長期病患者為了到門診覆診而舟車勞頓，常常也需要家人和陪診者相伴，勞師動眾也就是為了見醫生五六分鐘，醫生也覺得不好意思。若為這類病人安排雲端診症，相信會帶來不少好處和方便。

實體診症能完全被取代嗎？

不過，實體診症也有其獨特的好處。醫生能在寶貴的實體五六分鐘裡「物盡其用」！除了覆診的事務外，醫生還可向認識的老病人問句安好，表達關心，並觀察長者的變化，如行走活動、自理認知有否出現新問題；也可善用時機做「趁機的醫護」（opportunistic health care），問問病人相關的健康問題，聽聽病人有沒有新的疑慮，提提病人要特別注意的事宜。理論上，這些在雲端診症也可以做到，但效果又是否相同？

若病人看的是常見病患，如傷風感冒、腸胃不適、筋骨痛症等，雲端診症的效果又如何呢？處理這些日常病症，診症時通常「問症」（history taking）就能有六七成把握找到正確的診斷，餘下的三四成則需要以「身體檢查」（physical examination）或各項檢驗造影等來輔助。雲端診症其中一個短處，就是醫生通常不能即時為病人做身體檢查以辨別病情。

當然也可以用越來越先進的 AI 監測技術來輔助（如 AI 學習聽肺的聲音後，可作出比醫生更準確的分析；但若用 AI 來做中醫的「把脈儀」，那就實在太匪夷所思了！），各項檢驗造影很可能比身體檢查更加準確（如以心臟超聲波檢驗心瓣功能肯定比用聽筒聽心跳雜音更準確）。但醫生在實體診症時為病人即場做身體檢查，可以即時「納入」（rule in）或「排除」（rule out）各種不同的病患，並因應發現即時為病人計劃下一步的處理方案。這也許是實體診症難以被取代的重要部分。

每次實體診症，醫生與病人的接觸都是彼此建立關係和互信的時刻。醫生的慰問和鼓勵，令到憂心傷心的病人得到安慰；病

防病未然
家庭醫生的健康提示及疾病預防策略

人的回應或感謝，令到疲累不堪的醫生得到鼓舞，對彼此都是寶貴的經驗。醫生與病人在診症時一些輕接觸，如輕拍一下手背或肩膊，表達關心，關係的建立都盡在不言中。若果病人的病患和問題眾多而且複雜，診症時醫患間的真誠溝通，商討協調，亦有助全面處理病人病情。若果轉變成雲端診症，這些經驗又會否錯過呢？（更先進的是 AI 醫生，即根本不需要人類醫生的出現，效果又如何呢？ AI 醫生安慰病人又是否有效？）

　　遠距醫療的發展，對偏遠地域、缺乏支援的病人來說肯定有莫大益處。而資訊科技的持續發展，也定會改變未來的診症模式。盼望未來雲端診症的發展，不只是為了寶貴的顧客做增值服務，或只是為醫療系統或保險公司節省成本，而是以新科技為真正有需要的病人提供真實的幫助。

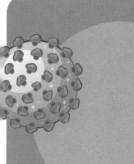

Chapter 3

其他健康資訊與提示

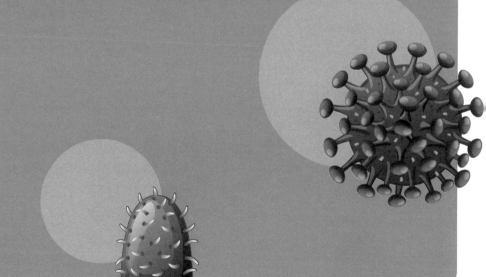

醫生生石（上）

醫生今次生的是「腎石」。

醫生十多年前第一次經歷腎石所致的劇痛，尤記得當時左邊腰部突然痛得厲害，又痛又驚，只得去急症室求診。

急症室同事為醫生照「腎－輸尿管－膀胱」（kidney－ureter－bladder, KUB）X 光造影，發現兩邊腎臟位置都有些「不透射線」（radiopaque）的細點；檢查小便時發現顏色帶紅，試紙檢驗發現「紅血球」一格為「大量」，於是確診為「腎石所致的腎絞痛和血尿」。

腰背痛很常見，如何分辨「肌肉骨骼腰背痛」還是「腎絞痛」？

肌肉骨骼損傷所致的腰背痛非常普遍，可以在單邊或雙邊腰發生，特點是痛症會隨著身體姿勢活動而變化，每當活動觸動受損的腰背軟組織時，便會增加痛楚；痛楚也可以傳遞到臀部和下肢。

腎絞痛則是由腎石堵塞在泌尿系統內所致的劇痛。若腎石堵塞在腎盞、腎盂（腎臟內儲尿的空間），或者跌進輸尿管時，會刺激周圍的平滑肌。平滑肌因此會自發猛烈地「蠕動」（peristalsis），造成劇烈的絞痛。因為腎石的表面「岩岩巉

塊」，堵塞時會割傷泌尿系統內壁的黏膜，產生發炎的痛楚；也會因為黏膜受損而出血，血液滲入尿液，造成血尿。大量的血尿肉眼都可以看到；少量的也可以用試紙檢測得出「紅血球」為陽性。

腎絞痛通常只會是單邊的腰痛（兩邊腎都可以有腎石，但隨機關係，甚少會兩邊同時發作），並可傳遞到同邊的腹股溝和下腹，小便時會帶痛。腎絞痛通常是一陣陣的劇痛，每次持續十數至數十分鐘；若果蠕動將那顆腎石推鬆了，絞痛便會紓緩；腎石如果能「順利地」通過輸尿管這條又長又幼的窄道，到達膀胱後便可以連同尿液一併排出。排出腎石時，石碎經過「尿道」（urethra），小便因而會有一段異物排出的陣痛，觀察尿液可見到被排出體外的腎石。

注意，若果腎石停留在腎內部腎盞、腎盂這些較「寬闊」的空間，沒有堵塞時，可以完全沒有任何病徵病狀。

大多腰背痛的病人都只是患上肌肉骨骼腰背痛，但往往擔憂是個「腰」（即腎臟）有事，並混合了很多中醫的理論（如個「腰」有事便會影響男性的性功能和生殖能力）。家庭醫生經臨床問診和身體檢查，加上尿液的試紙檢驗，基本上已能夠釐清病情，並為病人解釋清楚病理。

若果病情屬腎絞痛，便需要找出腎石的位置所在。家庭醫生會先安排病人拍 KUB X 光。因為絕大部分腎石都有鈣質成分，屬「不透射線」，可以在 X 光下現形。但太細小的腎石（小於 2 毫米）或沒有鈣質的腎石則會在 X 光下隱形。確認腎石的最準確檢驗為電腦掃描——不需要打顯影劑的電腦掃描，可以將所有大

小腎石都顯現出來，及評估腎臟的狀態。

醫生經歷過以上這些後，多年來一直相安無事。近日夏日炎炎，和家人到海灘暢泳，之後又飽吃一頓。第二天早上發現小便微微帶紅和混濁，因為沒有痛，起初也不以為意，以為是因為昨晚吃的食物所致。

小便見紅色，有甚麼原因？

小便見紅，最重要當然是考慮血尿。不過，也先要確認是否因為吃了一些會令小便變紅色的蔬果，最常見的有紅色火龍果、紅菜頭、黑莓等。食物裡的天然色素從腎臟排出會令尿液變紅，不少朋友都曾因此虛驚一場。嚴重的肌肉創傷，肌肉裡的「肌紅蛋白」被分解後，也可以從小便排出令到小便變紅變啡。以試紙檢測尿液裡是否有「紅血球」（即血）便可以分辨。

尿液有血，臨床上還要判斷是「帶痛」還是「不帶痛」。若帶痛，通常會考慮是細菌感染所致的膀胱炎／尿道炎，或者是腎石所致。若果不帶痛但出現明顯血尿，尤其在長者、更尤其是男性吸煙者時，就必須考慮癌症的可能性（腎癌、輸尿管癌、膀胱癌、男士的前列腺癌，都可能以無痛血尿為首先出現的病徵）。內科病患如「急性腎小球炎」（acute glomerulonephritis）也可導致出現血尿，但通常會在驗尿時發現，並加上嚴重的蛋白尿和全身水腫。

到了深夜，醫生突然從睡夢中痛醒，那是在右邊腰後的劇痛，經驗知道這肯定是腎石引致的腎絞痛。醫生先服用一粒消炎

防病未然
家庭醫生的健康提示及疾病預防策略

止痛藥，再喝下大量開水，希望可以增加尿量，將可能堵塞著的腎石沖開。

但很奇怪的是，雖然喝了大量清水，卻沒甚麼尿意，到了早上只排出少量混濁啡紅色的尿液。喝了那麼多水卻沒有尿液排出，令醫生心裡暗叫不妙。

甚麼是腎積水／水腎？

腎石所致的其中一項泌尿科急症，是腎石堵塞了輸尿管，並引致急性「腎積水」（hydronephrosis，又稱水腎）和「輸尿管積水」（hydroureter）。當腎石停留在腎臟的腎盞或腎盂時，空間較寬闊，可以全無徵狀。但若果較大的腎石跌到幼細的輸尿管裡，問題就大了！

輸尿管將尿液從腎臟輸送到膀胱，直徑只有 3 至 5 毫米（不比 250 毫升飲品的飲管粗），若果較大粒的腎石（比直徑粗）跌到輸尿管，除了會引發腎絞痛外，還有可能完全塞著輸尿管，令到尿液不能向下流進膀胱。同時間上面的腎臟仍然持續製造和排放尿液到輸尿管，卻被腎石阻塞，於是水壓越來越大，將腎石以上的輸尿管和腎臟「谷脹」，造成水腎！若輸尿管結石和水腎同時在兩邊腎發生，病人更會出現嚴重的「無尿症」（anuria）。

水腎所造成的壓力可以非常大，會令腎盂腎臟膨脹起來，長時間有可能將腎臟組織壓薄、壓扁、壓壞；有些水腎沒有痛楚，但可以脹到很大，令腎臟喪失功能而病者不自知。

醫生生石（下）

上篇記述了醫生因為右邊的腎絞痛，擔憂是腎石跌進了輸尿管內造成「急性腎積水」，在劇痛下，第二天早上便到急症室求助。當日有大學的前輩師兄當值，了解病情後，先為醫生拍了張「腎—輸尿管—膀胱」（kidney－ureter－bladder, KUB）X光。

不出所料，KUB發現右邊腎有一粒8毫米直徑的「不透射線」顆粒，位置在輸尿管的上段，是為「輸尿管石」。師兄看過X光片後，便立即安排緊急的電腦掃描，結果確認有輸尿管結石，右邊腎更同時出現腎積水和輸尿管積水。因為8毫米的結石完全堵塞著輸尿管，尿液不能下流至膀胱，反將以上的輸尿管、腎盂和腎臟「谷脹」了！

處理腎石，有緊急不緊急之分嗎？

細小的腎石（約4毫米或以下），若果處於腎臟的腎盞腎盂這兩個較大的空間，可以沒有徵狀、沒有血尿（很多時候是在身體檢查時找到），家庭醫生會和病人討論，可以先觀察，並定期覆照KUB X光來監察腎石。

若果腎石處於狹窄的輸尿管內，因為有堵塞的風險，就需要找方法除去。若果像醫生般出現急性腎積水，更需要緊急處理，以免對腎臟造成不能逆轉的傷害。

若果腎石能「順利」落到膀胱，那通常問題都不大；較細小的腎石通常可以隨小便排出。但不大不小的腎石，經過「尿道」（urethra）時，也有很微的機率會「卡」在裡面，產生劇痛！這多發生在男士的「身下」（因為要途經前列腺和陰莖，尿道更長更窄），要到急診室處理。

若果腎石堵塞加上尿道細菌感染，細菌有可能會積聚在結石上，令病者發燒發冷，甚至細菌進入血液，導致「尿路敗血症」（urosepsis），必須緊急救治。

可以怎樣將腎石排除？

排除腎石，有「藥物」和「手術」兩種方法。「藥物」是服用「alpha 腎上腺素阻斷劑」（alpha-adrenergic blocker，如 tamsulosin, alfuzosin, terazosin 等），這藥能選擇性地放鬆尿道的平滑肌肉，最常用於男士因「良性前列腺增生」（benign prostatic hyperplasia）所出現的「阻塞性」下尿道病徵，有助小便回復順暢。因著有放鬆尿道肌肉的作用，這類藥物能令較細小的腎石更容易跌落膀胱，並經小便排出體外。

泌尿外科醫生會以不同的「手術」處理不同位置、大小的腎石。「體外碎石」（extra-corporeal shock-wave lithotripsy, ESWL）是利用機器發出衝擊波，經由腰部皮膚和機器接觸，將衝擊波聚焦在腎石上，把它擊碎，之後碎石經尿液自然排出。體外碎石最適合用來打碎輸尿管上、中段的腎石（腎石位置較固定，擊打時不易走位）；體外碎石屬非入侵性手術，沒有傷口，創傷不大。若腎石的位置和大小合適，體外碎石應是首選的手術。

若果較大的腎石處於腎盞腎盂的位置，可以用「經皮腎鏡取石手術」（percutaneous nephrolithotomy, PCNL）來除石。手術需要全身麻醉，在 X 光的監控引導下，醫生會在病人背部開一小切口，以細針經皮膚刺進腎臟的腎盂空間部分，擴大開孔後再放入內窺鏡。這時便可以將細小的腎石直接用鉗子或以小籃子包著後取出，或先將較大的腎石以激光打碎後再取出，或讓石碎自行跟隨尿液排到膀胱後再排出。

若果腎石位處於輸尿管的中下段，或屬較大的膀胱石，ESWL 和 PCNL 都不合適，需要做「輸尿管內窺鏡碎石手術」（ureteroscopic lithotripsy, URSL）。在全身麻醉下，外科醫生將輸尿管內窺鏡經下體的尿道直接放進膀胱，並從下方入口進入輸尿管，沿著輸尿管逆行到達腎石位置後，以激光或其他方法將腎石擊碎，之後用鉗子或小籃子將石碎取出。

若腎石塞於輸尿管，病發時幼管內壁可能已經發炎發脹，之後如果以 PCNL 或 URSL 來取走輸尿管石，有可能令到輸尿管進一步受損。雖然除去了腎石，但受損的輸尿管之後有可能會發炎或結疤，並出現「縮窄」（stricture）的併發症，閉塞輸尿管的幼孔，令尿液流動受阻塞。這時泌尿外科醫生或需要放入一條「JJ 輸尿管導管」（JJ 不是英文簡寫，而是指導管的形狀兩端都像 J 字的彎曲）。上端的 J 彎放於腎盂，中段置於輸尿管內，下端的 J 彎放於膀胱，那便可將尿液直接從腎臟引流到膀胱，同時保護和支撐著輸尿管，避免縮窄。復原後再做膀胱內窺鏡將其取出。

醫生這次因腎石「出了事」，必須盡快處理，否則右腎就

會受損！醫生馬上聯絡一個泌尿外科專科的同學，同學了解病情後，立即在第二天安排緊急 ESWL，因為這是處理這位置和大小輸尿管石的最佳方法。及早處理，除了可紓緩痛楚，也能避免腎石越跌越低。若果腎石落到輸尿管的下段，被盤骨阻隔著時，便不適宜用 ESWL，要改用 URSL 了。

有幸得到泌尿外科同學的妙手醫治，ESWL 順利將那輸尿管石打碎，之後石碎也隨著小便排出。同學叮囑醫生要好好保重，以防腎石復發。

如何預防生腎石？

不論腎石的種類，要預防腎石，首要必是「多喝水、多小便」，保持尿液較清較淡。這對很多工作繁忙的朋友來說可能是件難事，但「見字飲水」是必須做的事。也要「少食鹽」，減少鹽分除了對心血管健康有益，也可以降低尿液的濃度，防止生石。「多吃蔬果」、「控制體重」都可以預防腎石。

大約有八九成的腎石都是「草酸鈣」（calcium oxalate，醫生的腎石化驗後也是這種），減少鈣和草酸在尿液排出可以預防生石。「鈣」是骨骼肌肉的重要成分，研究「不建議」故意減少吸收鈣質來預防腎石；同時亦「不建議」隨便增加額外鈣質的補充，因為這可能會稍微增加患腎石的風險。換言之，只要保持日常充足的鈣吸收即可。另外要「少吃肉」，減少肉食蛋白，亦可以減少草酸鈣石。

眾多植物性的食物都含有「草酸」，不需要亦不可能過度禁

服。某些草酸成分特別高的食物，如菠菜，連皮薯仔，堅果如花生、杏仁、腰果等，則不宜食用過量。「檸檬酸鹽」（sodium citrate）可以減少草酸的排出，故「檸檬水」可以多喝。茶、咖啡則對草酸沒有影響。

　　篇幅有限，若想詳細了解該如何預防處理腎石、該何時轉介泌尿科醫生，請向你的家庭醫生查詢（雖然醫生這次能醫不自醫……）。

阿七失靈：面癱

阿七是何方神聖？那是指我們的「腦神經」（cranial nerves）。腦神經共有十二對，每對左右兩邊各一條。「阿七」是第七條腦神經「顏面神經」（facial nerve, CN VII）；當阿七失靈，我們就會出現「面癱」（facial palsy）。

最愛突然「失靈」的阿七

在十二對腦神經線兄弟當中，阿七最愛突然「失靈」。神經線的功能，是將神經系統的訊息來回傳送至末端的各個組織器官。跟病人解釋時，最好就是拿起桌上電腦的滑鼠或鍵盤，拉起後面的那條電線（舊式、仍然是有電線的）說：「神經線就像這條電線，若果壞了或斷了，那麼它連接著的滑鼠／鍵盤就會廢掉了。」

阿七與阿八「前庭耳蝸神經」（vestibulocochlear nerve）是兩條「黐」在一起的神經線，一起連接於腦幹部分的「橋腦」（pons，位於大腦底部、小腦前面）。阿七在顱內左穿右插，走出顱骨後再在「腮腺」（parotid gland）裡分散成眾多分支。它最主要的功能，是控制眾多「面部表情肌肉」（muscles of facial expression）。

人類的面部表情肌肉最為發達，因此人們能以面部表情做出

「言語之外」的表達，大大幫助社交溝通。揚眉、皺眉頭、張開眼、閉起眼、咧嘴大笑、露出牙齒、鼓起兩腮、吹蠟燭、嘟起嘴等眾多面部動作，加上極多自然流露的面部表情，都是依靠各組面部表情肌肉所做出來。最熟悉這些面部表情肌肉的，應該是整形外科醫生。因為他們的工作必須清楚肌肉的解剖結構、層次紋理，方有最佳的整形效果，例如注射「肉毒桿菌毒素」可令個別肌肉纖維癱瘓，藉此去除面部皺紋。

局部癱瘓極少部分面部肌肉可以除皺美容，但若果半邊面的面部表情肌肉都癱瘓，那就是「面癱」了。面癱的問題不在肌肉上，而是在於「阿七」這顏面神經上。這病症通常發生在 15 至 70 歲人士的面上，男女患病的機率均等。患者會突然出現左邊或右邊面部的肌肉癱瘓，最先發現單眼突然合不起來，或者漱口時發現一邊嘴角合不緊，水會從那邊漏出來。

為甚麼失靈？

阿七這顏面神經為甚麼會失靈，令人面癱呢？總的來說，是「原因不明」。病理研究發現面癱時，阿七這條神經線是處於發炎的狀態，因為發炎，神經線會缺血、腫脹，並被擠壓在顱腔的出口狹窄小孔處，結果神經線就像電線傳不了電，負責控制的肌肉也會繼而失靈，癱瘓了。大部分的單邊面癱都找不到病因（只有極少部分的面癱是由某些特別的感染、炎症、癌症所致，在此不詳）；若果找不到特別的病因，就稱為「貝爾面癱」（Bell's palsy）。

心水清的讀者聽到「單邊神經線」有問題，就會想到「生

蛇」這個由「水痘帶狀疱疹病毒」（varicella zoster virus, VZV）復發所引起的病症。是的，有小部分面癱可以由潛伏在阿七顱內神經結節裡面的 VZV 引起，臨床稱為「雷氏症候群」（Ramsay Hunt syndrome）。除面癱外，這病症也會影響連接到外耳道的一條感覺神經分支，並在外耳道引起「痛楚」和出現「水泡」（生蛇的典型徵狀）。故此醫生診治面癱患者時，也會檢查他們的耳朵，看看有沒有發現水泡，以確認是否雷氏症候群。若確認是這病症，就要處方專門的「抗疱疹病毒藥」（如 acyclovir）來抑壓對付這種病毒。

醫學上原因不明的病症，很多時都會考慮是否由某些病毒感染所致，貝爾面癱也是如此。有觀察發現貝爾面癱可能會跟隨著上呼吸道感染後出現；也有理論指出這可能是由潛伏的「單純疱疹病毒 1 型」（herpes simplex virus-1〔 HSV-1 〕，與上述的 VZV 同科）所致，故也有理論建議為面癱患者處方抗疱疹病毒藥治療。但實證研究發現若非上述的雷氏症候群，為其餘大部分貝爾面癱患者處方抗疱疹病毒藥並沒有額外的益處。

「消炎」逆轉病情

因為阿七是受到「發炎」所害以致失靈，故此只要「消炎」便可將病情逆轉，救回這條神經線。這時候就需要服用類固醇這萬用的消炎藥了！貝爾面癱的標準治療，是叫病人口服高劑量的類固醇。常用的是 prednisolone，劑量為病人體重每公斤 1 毫克，上限為 60 毫克，通常為期七日（prednisolone 每粒劑量為 5 毫克，即是病人每次要服用十至十二粒藥丸。醫生處方時要解

釋清楚，以免誤解）。高劑量的類固醇吸收後經血液循環到達阿七那處，然後發揮其消炎功效，令到神經線回復正常，面部肌肉恢復活動。服用高劑量的類固醇當然要權衡其副作用（如抑制正常的皮質醇分泌、抑制自身的免疫力、血壓和血糖上升），也盡量要在病發的七十二小時內服用，以免炎症太長令阿七受到永久損害。

與中風的分別

突然面癱，病人必然驚惶恐懼，也定會擔憂那是「中風」（中風是腦部組織因缺血或出血受損所致，不是面癱神經線的問題，兩者病理不同），因為中風的病徵也可以是面部肌肉癱瘓（懷疑中風徵兆的口訣「談笑用兵」中的「笑」：笑起來時發現面歪了）。若果是中風，病者本身應有中風的風險因素（如吸煙、三高控制不理想）；除了面癱外，很可能同時會有其他的神經系統徵狀（「談」：突然說話不清；「用」：突然單邊手或腳乏力，使用不了；出現這些情況要立即求醫，找救「兵」）。臨床上，若果是因為阿七突然失靈所致的面癱，會整邊面癱瘓，包括「額頭」的肌肉；但中風所致的面癱，檢查時會發現額頭的肌肉仍可以活動（叫病人「揚眉」時仍然可以做到，即額頭肌肉沒有癱瘓，只是其餘的面部肌肉癱瘓了）。這可以為醫生在臨床上分辨「貝爾面癱」和「中風」。

治療面癱時需要注意保護眼睛。因為眼框的肌肉癱瘓，會令眼瞼閉不緊、不能自動眨眼，導致眼乾、發炎甚至角膜潰瘍。物理治療可以幫助刺激面部肌肉，以免肌肉因失去神經線的支配而

萎縮。可幸是貝爾面癱的「預後」（prognosis）很好，大部分病症都可以在六個月內完全或部分復原。

　　大家可能都關心「新冠疫苗」會否導致「面癱」。根據藥廠資料，面癱是「復必泰」其中一種罕見副作用。本港專家委員會根據本港的數據初步分析，亦發現「科興」可能和面癱有潛在關聯。但面癱本身也是社區常見的疾病，大家無需因為擔憂面癱而抗拒疫苗，而患過面癱也非打新冠疫苗的禁忌，筆者認識多名曾經患過面癱的病人都已經接種新冠疫苗。若有疑問，請找家庭醫生傾傾。

健康提示小錦囊：認識人類腦神經

腦神經		主要負責工作
I	嗅神經	將嗅覺訊息從鼻腔傳遞到腦
II	視神經	將視覺訊息從眼底視網膜傳遞到腦
III	動眼神經	控制負責活動眼球的六條眼外肌中的四條，和張開上眼瞼的肌肉
IV	滑車神經	控制負責活動眼球的「上斜肌」眼外肌（將眼球向內和向下轉，像望向口唇）
V	三叉神經	將面部和口腔的感觀傳遞到腦，也控制負責咀嚼的肌肉
VI	外展神經	控制負責活動眼球的「外直肌」眼外肌（將眼球向外側望）
VII	面神經	控制面部的「表情肌肉」
VIII	前庭耳蝸神經	從內耳將監測頭部位置（前庭）和聽覺（耳蝸）的訊息傳遞到腦
IX	舌咽神經	主要將舌頭後部三分一的味覺和感覺，和咽喉的感覺傳遞到腦
X	迷走神經	傳導各內臟「副交感神經系統」的訊息，主要負責「休息和消化」功能
XI	副神經	控制頸肩的「胸鎖乳突肌」和「斜方肌」
XII	舌下神經	控制舌頭肌肉的活動

阿十發作：血管迷走神經性昏厥

「阿十」是誰？上篇介紹過它的兄弟「阿七」顏面神經（facial nerve），阿十就是第十條腦神經「迷走神經」（vagus nerve, CN X）。當它「發作」時，我們的身體就會出事，發生「血管迷走神經性昏厥」（vasovagal syncope, VVS）。

阿十：迷走神經

大家聽到「血管迷走神經性昏厥」這名字，是否有些一頭霧水？那先介紹一下阿十這迷走神經。迷走神經從腦幹下端的「延髓」（medulla oblongata，在顱底下端，下接脊髓）出來，是一條又長又幼，但極其重要的神經線。它在「頸前三角」與頸動脈和頸靜脈走在一起再向下走（做心肺復甦法時檢查頸動脈的位置可以按到），左右兩邊各有一條分支在胸腔「180 度」轉彎，沿著主氣管，穿過甲狀腺，回到支配喉部發聲的小肌肉（稱為「喉返神經」，做甲狀腺手術時最緊要不要傷到它）；主幹則一直伸延並分散連接到各胸腔器官（心、肺、食道）和腹盆腔器官（胃、小腸、大腸、膀胱等），是條最長的腦神經。

阿十最重要的功能是負責傳導「副交感神經系統」（parasympathetic nervous system, PNS）的訊息。PNS 是我們「自律神經系統」（autonomic nervous system, ANS）中的成員，主要負責「休息和消化」（rest and digest）功能，當它發揮功

能時，心跳會減慢、腸胃活動會活躍、肛門和膀胱的括約肌會放鬆。同時也要認識其「對家」，即「交感神經系統」（sympathetic nervous system）的功能，它負責「戰鬥或逃跑」（fight or flight），令血管收縮、血壓上升、心跳加速、腸胃活動減慢。

如何引發「血管迷走神經性昏厥」？

好了，當阿十「發作」，即是副交感神經突然增加輸出時，會如何引發「血管迷走神經性昏厥」？

說一個案例。一個高高瘦瘦的年輕男子，是個籃球健將，因為右肩受傷，醫生轉介他做物理治療。物理治療師為他的右肩進行「經皮神經電刺激」（transcutaneous electrical nerve stimulation, TENS）治療；由於是第一次嘗試，治療師只為他調校了很低的度數，並請他坐下來開始治療。

開始前，男子已經表現緊張；開始後不到一分鐘，他就訴說眼花頭暈，呼吸困難，好像快要暈倒。治療師見他面色慘白、雙手冒汗冰冷，就馬上扶他到附近的床躺下，用枕頭將他的雙腿抬高，並為他量度血壓。只見量出來的血壓是 95/45 mmHg，脈搏為 48/min——血壓很低，脈搏很慢！躺平後，男子覺得清醒些，也好了很多；休息十分鐘後再量，血壓為 105/55 mmHg，脈搏為 55/min。

這就是典型的「血管迷走神經性昏厥」。男子很可能因為進行治療時過度緊張，觸發了 VVS，幸好處理得宜，沒有暈倒受傷。

當我們遇到突發危險時，例如見到一隻飢餓的老虎在附近，

身體的即時反應是「交感神經系統」發作：血管收縮、血壓上升、心跳加速、呼吸加快，預備「戰鬥或逃跑」！這是遭遇到緊急危難時的「主動」反應。但在某些原因不明的情況下，自律神經系統會忽然「反射」地調節（可算是過度調節），像突然「跳掣」般轉到「副交感神經系統」的發作（交感神經系統則完全被壓抑了），並經過阿十這條「迷走神經」傳訊到各器官：心跳被壓抑到很緩慢，周邊的「血管」擴張，血壓驟降，並令到血液聚集在下肢處。若果當時是站著或坐著，便沒有充足的血液供應給腦部；當腦部一感受到缺血缺氧，便會出現各種不適警號，之後反射地「昏厥」倒下。「血管」「迷走神經」性「昏厥」正是因此得名（英文 vasovagal syncope 簡單得多）。

昏厥對身體「有益」？

這反應可以視為對危急情況的「被動」反應。最理想的情況是老虎看到我早已僵倒在地上，便以為我是條死屍，於是走開不吃我了。理論上，VVS 最終引致的昏厥，對身體是「有益」的。因為當身體因阿十發作以致腦部缺氧時，若仍然維持站立或坐著，腦部缺氧狀態便會持續；但如果昏厥倒下來，頭和腦便會落到躺平位置，血液馬上可回流到腦部，人也可以回復清醒。但實際上，若果因昏厥跌倒受傷，或者發生在體弱長者身上，很可能因此骨折。

常見的 VVS

臨床上，VVS 很常見。例如抽血時，很多人會因為「怕見

血」而暈倒（多見於男士；女士們因為月經而慣常見血，不會因見血而暈倒）；也有些男士到產房陪伴老婆分娩時，因心理預備不足，過度緊張而因此暈倒。也有朋友在收到突如其來的噩耗、突然過度受驚受嚇，或經歷劇烈的痛楚時，因受刺激過度而因此暈倒。

也有情況是在「忍大便、忍小便」時突然暈倒。劇烈的大便或小便便意，是經由阿十從大腸或膀胱傳送到腦幹。如以意志力忍著、收緊括約肌不放，即是與阿十對抗。阿十因此會過度活躍，更可能觸發 VVS 的反射，結果影響到血管和心臟，令血壓驟降、心跳驟慢，並因此暈倒。

VVS 並非甚麼嚴重的病患，是昏厥的常見原因，處理時，醫生定要考慮並排除其他昏厥的可能，如「體位性低血壓」（即過度的「踎低起身見頭暈」）、血糖過低、腦癇發作、嚴重貧血、心律不正或其他心臟原因引致的昏厥，或是藥物的副作用（如會擴張血管或減慢心跳的降血壓藥、精神科藥物等）。急救處理的方法如上述般，要扶穩病人，在安全的情況下盡快協助他躺平，並將雙腳抬高，使血液回流到腦部，病人自然能復原過來。

最後也要說說如何預防 VVS，相信也能預防他日注射疫苗或抽血時「暈針」。方法是保持身體水分和鹽分充足；保持心情輕鬆，盡力將抽血打針視作閒事（當然是知易行難）；也可以考慮先穿上壓力襪以減少血液聚留在下肢。若果曾經試過 VVS，又很擔心會在抽血打針時再次暈倒，可以考慮先躺在床上才進行抽血打針。

跟阿十好好相處，多多休息，好好消化，生活也會自在些。

阿五受傷：三叉神經痛

　　阿五是誰？這是我們第五條腦神經「三叉神經」（trigeminal nerve, CN V）。若果三叉神經受到損傷，可能會引發可怕的「三叉神經痛」（trigeminal neuralgia, TN）。

　　60歲的翠玲今日為其長期病患覆診，醫生一看她的電子病歷，發現她原來兩週前曾入院留醫，上週才從醫院出來。翠玲患有高血壓和三叉神經痛，一直有服藥控制。但兩個多星期前右邊面痛突然發作。以往通常只是痛幾分鐘、時痛時不痛，總算可以捱過去，但那晚劇痛持續數個小時不停，吃了多種止痛藥也不見效，無辦法下只得到公立醫院急症室求醫。

　　入院後，神經內科醫生和痛症科醫生為她會診，先為她處方「嗎啡類止痛藥」，但她受不了其副作用，服用後總是昏睡；同時也為她漸漸加大「神經痛藥」的劑量，最後用到頂量方能控制到面部的痛症；醫生又為她安排了腦部的「磁力共振」掃描。

為甚麼三叉神經會痛？

　　「三叉神經」左右各一條從腦幹的橋腦（pons）出來，它的主幹是一很粗大的感觀神經線，負責將上額和面部的感覺傳遞到腦幹。它先形成一個「三叉神經節」（trigeminal ganglion），再分成三條分「叉」：第一條叉向上，走向眼部和前額，是「眼

神經」（ophthalmic nerve, CN V1）；第二條叉向前，走向面頰，是「上頜神經」（maxillary nerve, CN V2）；第三條叉向下，走向下顎，是「下頜神經」（mandibular nerve, CN V3）。阿五另外還有一條較幼的「運動神經線」，負責控制各組「咀嚼肌肉」（muscles of mastication）

　　三叉神經痛是因為阿五受刺激，引致這條神經線所支配的感觀範圍出現劇痛。一般病人描述那面部的痛楚像電擊、像火灼、像針刺般超劇痛；有時會因為冷風吹過、喝凍飲品、輕觸面部引發；更常是無緣無故突然發作、無跡可尋地突襲患者。發作的時間由數秒到數分鐘，發作時患者被這劇痛完全操控，基本上沒有任何方法可以暫時紓緩痛楚，旁人也無法施以任何援手；忍受劇痛之餘，也叫患者極為沮喪。

　　臨床上這痛症算常見，每年約每 8,000 人就有一人會受其所害，多見於 50 歲以上，以女士居多。當中以第二條叉「上頜神經」最常病發，其次為第三條叉；第一條叉則比較少，當然也有三條叉一起發作的可能；兩邊面一同發作則很罕見。首次病發時，病者可能會因為痛楚在口腔內出現而找牙醫求診（因為 CN V2 與 CN V3 分別轉遞上、下口腔內的感覺）；當牙醫檢查發現患者的牙齒和口腔完全正常，症狀與三叉神經痛吻合，就會轉介患者到家庭醫生處評估。

診斷與治療

　　家庭醫生診斷 TN，主要是根據患者所描述的痛楚來診斷，檢查時通常沒有任何異樣病狀，通常也不需要其他的檢驗和造

防病未然
家庭醫生的健康提示及疾病預防策略

影。「鑑別斷診」則要考慮「帶狀疱疹」（生蛇），即是由「水痘帶狀疱疹病毒」所致的病症（檢查時會發現皮膚出現紅疹、成群的小水泡）。若果 TN 的診斷清楚，便應盡快為病人處方治療以緩解病症。

首選是以藥物治療，先考慮用的是「抗癲癇藥」（anti-convulsant）。抗癲癇藥的藥理是調節中央神經系統的「敏感度」，令到經神經線所傳遞的訊息「遲鈍」些，以此停止或至少減緩痛感的傳導，達到止痛控痛的藥效。

首選的藥物為 carbamazepine 這傳統抗癲癇藥，可以有效調控神經痛。但近來使用這藥有很大的限制，因為它可能引致嚴重的全身過敏反應「史提芬斯—強生症候群」（Stevens－Johnson syndrome）。若患者基因檢查中發現其「人類白細胞抗原」（human leukocyte antigen, HLA）為 B1502 陽性，服此藥後有很大風險會出現上述的全身過敏反應。因此現今的臨床指引都建議必須確保患者的 HLA-B1502 為陰性，方能處方此藥。但要檢驗 HLA 種類的化驗相當昂貴，故不少患者都因為未能確認其 HLA 種類而不獲處方此藥，最後或因此影響病情的控制，實在可惜（翠玲因發現為 HLA-B1502 陽性，所以根據建議不適合服用此藥）。

其他的抗癲癇藥如 phenytoin、lamotrigine，神經痛藥如 pregabalin、gabapentin，傳統三環抗抑鬱藥如 amitriptyline、nortriptyline 等，都是用來控制三叉神經痛的藥物。因為這些藥物的藥理都會影響中央神經系統，所以均有頭暈、作嘔、昏睡、疲倦、易跌倒等常見副作用，患者常因承受不了副作用不能繼續

服用，所以醫生需要小心為病人調校藥量。

嚴重的三叉神經痛

嚴重的三叉神經痛需要進行高解像腦部及腦血管的「磁力共振」掃描。為甚麼要照磁力共振？因為三叉神經痛根本的病理，是阿五這條神經線在腦內受到外來的壓迫，因而令到神經線表層的「髓鞘」（myelin）受損，結果內裡的神經纖維受到異常刺激，神經訊息混亂而導致劇烈的痛感由面部傳導到腦裡（情況就像一條電線外面的膠磨損了，內裡的銅線就會漏電）。磁力共振是希望找出刺激腦內三叉神經的損害，和評估是否有其他結構上的問題（如腫瘤、血塊）引致面部的劇痛。

最常發現壓迫和刺激阿五的，是「上小腦動脈」（superior cerebellar artery）。這條腦內的小動脈不知為何走錯位，在外面壓迫著阿五，其不停跳動的脈搏壓力，傷害了阿五，引致劇痛。

磁力共振確認阿五受損的位置和病原後，那就要向腦外科醫生求助，考慮做手術介入治理。現在最有效的手術是「微血管減壓術」（microvascular decompression），在耳後位置的顱骨打開小窗，進入腦內仔細地找阿五和令其受壓受傷的小血管，接著放進一小塊惰性海綿物料將兩者分隔開。手術自有風險，但若手術成功，患者的劇痛可以即時終止！

不過，在私營醫療進行手術所費不菲，在公營醫療則因病症並非致命而相對地不緊急，就算病人合適做手術都往往要排期多時。每當聽到患者說「真的痛到想自殺……」時，也知道這病症

經常會引致嚴重的抑鬱症，醫生心痛之餘也深深感受到這病症實在要更好地處理。

　　支援和心理上的支持對三叉神經痛患者來說實在無比重要。就算不能替代患者去承受痛楚，甚至不理解患者有多痛苦，但一聲真心的慰問，一句體諒的說話，一個支持的小動作，對病者總會有安慰和幫助。

血管 VS 神經線

　　50 餘歲的志強今天回到家庭醫生診所覆診其高血壓及糖尿病，結果一切穩定，只需繼續服用原有藥物。當醫生問他近來可好，志強便説：「醫生，最近兩個月我的右手經常麻痺，我很擔心那是『中風的先兆』啊！」

　　日常的確有很多病人因手腳麻痺來求醫，他們心裡基本上都有這個焦慮：「這是中風的先兆嗎？」

　　醫生繼續仔細評估志強右手麻痺的情況：他所感到的麻痺時有時無，範圍集中在拇指、食指、手掌和前臂的外側；當志強的頭向上望、向右轉、向右側時，麻痺便立時出現；按壓他右邊頸與上肩的肌肉時，多處都出現疼痛；按到頸側一個位置時，麻痺便即時再次出現。診斷已經呼之欲出——「頸椎神經根病症」（cervical radiculopathy）影響頸椎右邊第六條神經根，以致右手麻痺。

認識脊髓神經

　　我們的「脊髓神經」（spinal cord）是「中央神經系統」與「周邊神經系統」的交接，上接腦幹再接到腦部，下分為各條「神經根」（nerve root）。它完美地鑲嵌在我們的脊椎骨中的「脊椎管」內，受到最穩固的保護。脊髓神經是條單一的主幹，

它在左右兩邊出來的分枝是一條條的神經根，分別有頸神經根八對、胸神經根十二對、腰神經根五對、薦神經根五對（薦骨〔sacrum〕，是盆骨後面倒三角型的骨）、尾神經根一對（尾骨〔coccyx〕，是幾小節退化了的尾部）。每對神經根從每節椎骨與椎骨之間的「神經孔」（neural foramen）走出來，再組織成「神經叢」或每條「周邊神經線」，設計巧妙，有條不紊。

脊椎骨本是脊髓神經的保護者，但各種脊椎骨的病變同時是對脊髓神經的最大傷害者。最常見的病症，有脊椎骨退化（即是「生骨刺」）和椎間盤突出（prolapse of intervertebral disc）。這些脊椎骨或椎間盤的病變極常見，大多時間沒有任何徵狀，通常可視為正常的退化；但若果問題嚴重到令神經孔收窄，並直接擠壓在神經根上，便會因此出現徵狀。初期的徵狀是出現麻痹的感覺，麻痹的範圍只會局限於該條神經根掌管的皮節，通常只會在單邊出現。若頸椎有問題，就會出現單邊的手麻痹；若腰椎有問題，則會出現腳麻痹。

神經線外邊的纖維負責傳導「感官」訊息，如表面受壓便會導致麻痹感出現；神經線內裡的纖維則負責傳導「運動」訊息，更嚴重的受壓會導致相關的肌肉無力萎縮。因為受損的是個別神經根，故此出現麻痹和乏力都只會是單邊和局部的。

另一極常見神經線受壓引致麻痹的病症是「腕管綜合症」（carpal tunnel syndrome）。手腕及掌面內裡的「正中神經」（median nerve）因受到掌面的「屈肌」（flexor muscle）擠壓，導致手掌、拇指、食指、中指和半邊的無名指麻痹，嚴重更會導致部分手部肌肉萎縮乏力，最明顯是拇指底的「雞髀肉」出現萎縮無力。

這是「中風的先兆」嗎？

這些病症只會短暫而重複地出現，看過以上的說明後，應該明白這明顯跟「腦中風」毫不相干。「腦中風」是腦部的動脈「血管」突然阻塞或出血，導致腦部組織與細胞受損壞死。腦部不同部分的功能不同，左邊右邊也有各自的動脈血管供血；哪條血管塞了爆了，哪部分的腦袋便壞死，然後出現因為喪失該部分功能的問題。

大眾印象最深刻的中風，是半身不遂（hemiplegia），那是因為負責供血液給腦部「運動皮層」（motor cortex）的血管受損，導致另一邊身體的上肢下肢乏力癱瘓。若供血液給腦部額葉「布氏區」（Broca's area）的動脈血管中風受損，就會出現「表達型失語症」（expressive aphasia，明白別人的語言但講不出來）；若是顳葉「威氏區」（Wernicke's area）的血管受損，就會出現「接受型失語症」（receptive aphasia，講得清楚但不明別人的語言）。若腦幹部分的血管中風受損，導致「上運動神經元面癱」，就會引致額頭以下的另一邊面部肌肉癱瘓。這些都是中風時的常見徵狀。

近期常以「談笑用兵」來幫助大家盡快察覺真正的中風：「談」代表說話或表達有困難；「笑」是面部表情不對稱；「用」是單邊手腳無力或麻痺；「兵」便是要盡快找救兵。因為治療急性缺血性中風有所謂「黃金三小時」，即是要在病徵出現的三小時之內送院檢查，並為病情合適的病人盡快注射「溶栓治療」（thrombolytic therapy），將阻塞著動脈血管的血栓盡快溶解，使血液重新流通，令還未壞死的腦細胞可以重新得到血液供應，

增加中風病者復原的機會。

中風所引致的麻痺通常是整個半邊身的大範圍麻痺；除了大範圍的麻痺外，檢查時還會發現有「感官」的缺損（例如針刺也不知痛）和「運動」的缺損（乏力和麻痺一同發生）。以時間來分析，中風引致的麻痺必定是持續的（腦部已經受損，麻痺也便持續），而且跟身體的姿勢與活動無關係。

真正的中風先兆，是「短暫性腦缺血發作」（transient ischaemic attack）。其徵狀與中風一樣，不過會較輕微，而且會在二十四小時內自動消失。這是因為腦血管被血栓局部地阻塞，及後重新自行「通翻」。這情況是單一次發生而持續地出現，非間斷復發，雖然會在二十四小時內消失，然而會大大增加以後真正中風的風險。

總而言之，有極多因為「神經線」受壓的病症會引致麻痺，但絕大多數的麻痺跟中風這「腦血管」受損所致的病患無關。單說「手腳麻痺是中風先兆」這説法是毫不準確的。處理麻痺這病徵時，需要分辨是「神經線」還是「血管」病患所致，然後對症下藥，這是極其重要的。

大麻的迷思與危害

　　大麻，其實沒有甚麼迷思，可以肯定地說：「大麻是毒品，是毒害身體健康、破壞心智情緒、影響社交發展的毒品，其禍害不容置疑。」但「支持」大麻的人總找出不少似是而非、混淆邏輯的理由，提出一些「迷思」來合理化它的「使用」。這當然是為了以年輕人為目標，吸引他們嘗試吸食第一口後就不能抽身，墮入大麻的上癮陷阱。大麻是危害年輕人健康的一大禍患！

　　2021 年 9 月 24 日保安局禁毒處舉辦了主題為「應對吸食大麻問題」的網上專題講座，邀請了多名官員、學者、醫生和社工作講解和研討，並請來兩名成功戒毒的朋友以過來人的經歷作分享。家庭醫生身處照顧社區家庭的最前線，對大麻毒害青年人的問題尤其關心，所以要更清楚這問題的最新資料和變化。

大麻有毒

　　大麻是從大麻屬植物製成的毒品，天然植物裡的化學成分眾多，統稱為「大麻素」（cannabinoids），當中最強烈導致成癮的有毒化學成分為「四氫大麻酚」（tetrahydrocannabinol, THC）。THC 在香港屬危險藥物，不論成分或濃度多少，販賣或管有都屬違法。因著利之所在，現在種植出來的大麻品種，內裡THC 的成分越來越多。除了植物的大麻外，也有經提煉出來的

「大麻樹脂」（cannabis resin），其所含的 THC 成分比植物大麻濃很多。

　　大麻裡的 THC 是毒品，但麻煩的是，大麻裡有其他聲稱「有效」的成分，因此而沒有被列為毒藥或被管制藥，其中最重要的是「大麻二酚」（cannabidiol, CBD）。CBD 並非受危險藥物條例管制的成分，藥理上沒有精神活性，卻被聲稱有放鬆緊張、減輕焦慮、鎮痛的效用；事實是這些所謂的「效用」其實並沒有嚴格的研究證實，均是牟利者的宣傳噱頭（比如說我要賣某種健康產品時，自然會宣傳說它們有若干療效，但其實根本沒有實證證明，也不需要依從管制藥物的法例）。但因為 CBD 不受管制，近年便大肆用於很多食品和健康產品之上。其賣點就是要「踩界」——似大麻但沒有違法，最受愛新鮮刺激的年輕人歡迎。

　　另一個麻煩是，聲稱只含 CBD 成分的物品，很有可能在提煉時混有 THC 這「雜質」。這或許可以解釋其「效用」，但含有 THC 就等同於違法，等同服用了大麻的毒質，甚至最終會上癮。

大麻的「潮流」

　　濫藥和吸毒也有其「潮流」，若有新的毒品出現，便會有更多人濫用，如 20 年前出現的「K 仔」（氯胺酮，ketamine）、近十年出現的「冰」（甲基安非他命，methamphetamine）。但大麻絕非新鮮的毒品，這「老套」的毒品卻因著多項社會文化因素，近年在年輕一輩泛濫起來。近年在西方年輕人流行的派對中，大麻成為了最受歡迎的毒物，年輕人更將大麻和 Hip-Hop 文

化、夾 Band、電子音樂等正當的活動聯繫起來。當年輕人參與流行文化活動時，若果將吸服大麻視為其中一部分，加上朋輩互相影響，便解釋到為甚麼大麻近年會有「大流行」！

正因為大麻這毒品在西方多地大流行和失控，其「普遍度」已經到了不可能有效禁絕的地步，在「控制損害」前提下，這些地區唯有將大麻的服用「非刑事化」（比「合法化」更準確的用詞），但也必須在嚴格的規範和監管下才能管有和販賣，絕對不是「無王管」！

這對「支持」大麻者（很大部分都是有利益衝突的牟利者）來說，就等於為其打氣，以「合法化」為宣傳技倆，並推出更多含大麻成分的產品。支持者（銷售者）更懂得將大麻和一些正面的價值觀，如「自由自主」、「平權」、「反權威」、「追求自然靈性」、「創作靈感」等聯繫起來，這對年青人也是另一層次的吸引力。

大麻「無咁毒」？

到底大麻是否真的「無咁毒」，甚至只是「更開心的煙仔」？大麻是毒品，當中最有害的成分是 THC，會令人上癮，對健康有短期及長期的傷害。THC 基本上對腦部所有組織和功能都有影響，包括產生幻覺、智力受損、焦慮抑鬱、專注力下降、感官扭曲（視覺、聽覺、觸覺、時間感），對年青人的腦部發展尤其有害。但另一方面不得不說，事實上因服用大麻導致的急性中毒所致的死亡或嚴重事故，相對於其他毒品是比較少見。大麻比較其他毒品，似乎也沒有某些特別嚇人的毒害（如海洛英會抑制

呼吸，K 仔會傷害膀胱功能，冰毒會導致急性神智失常）。也許便因此給人一個錯誤印象，以為大麻就是「無咁毒」。

關於「大麻成癮」（cannabis use disorder，成癮即是不斷渴望毒品、要越用越多才有效、停用會出現斷癮的徵狀、生活每部分都被毒品操控著）的比率，不同研究有不同數字，平均為35%。35% 這個大麻成癮普遍度，若與其他毒品，甚至和吸煙比較，似乎並不算高。這又成為大麻支持者的「理據」——「吸服大麻唔會上癮，不妨試試啊！」但理性地想深一層，35% 的成癮率怎算低啊！不幸是很多「心思思」、喜好新鮮的年青人，會因此一方面「低估」了大麻的毒害，另一方面「高估」了自己的控制力，加上以上混淆是非的論點，結果在思想裡「中和」了毒品的禍害，為自己找到藉口，吸服第一口大麻。

服用大麻會明顯增加患上其他精神病患的風險，例如增加患上思覺失調的風險二至四倍、躁鬱症風險三倍、抑鬱症風險兩倍、焦慮症風險兩倍。另外，大麻也會打開「濫藥入口」，開始濫用後會增加使用其他更有害毒品，如冰毒、海洛英等。若果年輕人真的以為大麻是一試無妨，那就真的中計了：吸了第一口大麻後，更大的麻煩肯定會接踵而來，自己也不再能控制了。

當然年輕人必定有其困惱煩憂才會接觸大麻，除了譴責大麻的毒害外，更重要是陪伴和扶持年輕人，聆聽他們心中的話，一同經歷艱難的時刻。家庭醫生在社區最前線，是協助年輕人和其家人解決各種問題的重要支援和引領者，在不同層面都可以預防濫毒的問題。

用藥上癮？

　　早前有一則關於藥廠的國際新聞：某大藥廠被美國的州法院裁定，因助長「鴉片類藥物」（opioid，又稱嗎啡（morphine））成癮，被重罰 5.72 億美元。這段新聞提醒了大家對濫用鴉片類藥物，以及服用處方藥物上癮的關注。

判斷「上癮」、「依賴」的條件

　　很多朋友都擔心持續服用一些藥物後會「上癮」、「依賴」。幸而在絕大多數情況下，對大部分藥物來說，這些都是過慮，但也反映大眾也許對「上癮」、「依賴」的真實性質不太理解。根據 2013 年的《精神疾病診斷及統計手冊第五版》（*DSM 5*）中關於「物質使用疾患」（substance use disorder）的敘述，判斷「上癮」、「依賴」有以下 11 項不同的條件：

　　1. 使用該藥的劑量過高且時間過長。

　　2. 曾試圖減少或停止用藥但皆失敗。

　　3. 花費大量的時間以取得及使用該藥，或從用藥的影響中復原。

　　4. 對該藥有強烈的渴望或欲求（craving）。

　　5. 用藥以致影響工作、家庭或學業。

6. 即使出現社交或人際問題仍要持續用藥。

7. 因用藥而放棄或減少重要的社交、職業或娛樂的活動。

8. 即使會因用藥而有危險，仍要持續使用。

9. 即使知道用藥會傷害身體或精神，仍要持續使用。

10. 必須增加藥品劑量，才能達到期待的效果，產生「耐藥性」（tolerance）。

11. 必須使用更大劑量以避免戒斷症狀（withdrawal symptom）。

如符合以上二至三項，是為輕度成癮；四至五項為中度；六項或以上為重度。回顧患者通常用藥的情況，會發現根本與上癮毫不相符。例如我們會用藥來紓緩各種身體不適，如服用止痛藥、退炎藥、抗敏藥等，通常服用適當分量，症狀得到紓緩後，就可以停止；當症狀再出現時，經驗告訴我們只需要重新服用以往的分量，問題便可以得到解決。這些經驗，更像我們肚餓要吃飯、口渴要喝水一樣，完全不是上癮。

另外，控制各項「慢性疾病」的用藥方面，不少病人都非常抗拒長期服用這些降血壓藥、降血糖藥、降血脂藥等藥物，也很抗拒「加藥」，認定開始用藥後就回不了頭，以後會越食越多，等同「依賴」藥物，故此還是不要開始用藥好了。

這是大大的誤解。長期用藥是為了「病情需要」。持續服藥將血壓、血糖、血脂等控制好及穩定，達到理想的標準後，就只要保持現在分量，不加不減。若透過更嚴格的生活習慣控制，更

有減藥的可能；當然這屬少數情況，更多數是因為慢性疾病的自然進展（如糖尿病基本上必定會隨著時間越來越嚴重），或因為出現更多問題或併發症，便需要「加藥」。這是病情需要，跟上述「依賴」的醫學定義完全不相干。（同樣道理，不能說我們要「依賴」空氣、水和食物來生存，因為這明顯跟上述醫學的定義不相同，不可亂用「語言偽術」。）

説回「鴉片」類藥物

　　「鴉片」類藥物最重要的用途是「止痛」。鴉片類藥物的強力止痛效果，在於它能直接在腦裡的受體上發揮作用，產生終極的止痛效果。鴉片類藥物短期用來控制急性痛症（如手術後、骨折、嚴重燒傷）非常有效，更是治療末期癌病痛症（如癌症的骨、腦轉移，入侵內臟時的長期劇痛）極重要的部分：在紓緩治療醫護團隊的緊密支援下為末期癌症病者逐漸增加藥量，直至痛楚得到足夠的紓緩，並以病者的離世為用藥的終結。為末期癌症病人處方鴉片類藥物，上癮與依賴的問題並不適用。

　　但若為其他長期痛症患者處方鴉片類藥物，上癮就會成為最嚴重的問題。在美國，近 20 年來因著藥廠的大力推銷，將強力的鴉片類藥物（如 oxycodone、hydrocodone、fentanyl 等）推廣為控制「非癌病痛症」（non cancer pain）的特效藥，聲稱安全有效、在指導下使用不會成癮，非常成功地將這類藥物的銷量大大提升。（試想想，服顆藥丸便能完全止痛，用後更感到愉快輕鬆，保險又包，何樂而不為呢？）

　　隨著服用越多越久，成癮的問題便接踵而來。患者漸漸要

防病未然
家庭醫生的健康提示及疾病預防策略

服用更大的劑量、更密地服用，才能得到期待的止痛效果（這也許是銷售者最渴望見到的），而且會對藥物強烈渴求和對斷藥產生強烈焦躁，嚴重影響患者的日常生活，就似被這些止痛藥操縱著，大大加劇了患者與醫生間的衝突。這便是藥物成癮的最典型情況。

鴉片類藥物成癮的最不幸結果，是患者服用過量鴉片類藥物，有可能因「抑壓呼吸」（respiratory depression）這最嚴重的副作用而死亡。在美國因服用鴉片類藥物而喪命的病人數目，也跟這些藥物的銷售額同步上升。不少人覺得美國總統特朗普行事不按章法，但他一上任便明言要打擊濫用鴉片類藥物，這是正確和理性的決定。

但近期打擊濫用鴉片類藥物因牽涉中美大國的角力，有了所謂「新鴉片戰爭」的討論。現在談及當年列強侵華的「鴉片戰爭」或許是個敏感議題，但因著這歷史，國人普遍都對「鴉片」這名詞相當抗拒，對使用鴉片類藥物也較審慎。本地濫用處方強力鴉片類藥物的情況現在尚未算嚴重，但有一種名為 tramadol 的合成鴉片類止痛藥，藥力相對較輕，所以近年經常被不當處方和服用；病人往往在不清楚這藥物性質的情況下長期服用，情況不太理想。

要防止鴉片類藥物的濫用和患者的成癮，各界醫護人員都必須做好把關，同時必須將真正的濫用成癮與正常的理性用藥分辨清楚，為患者找到最合適合理的治療方案。

非甲非乙，丙也

2020 年的諾貝爾生理學或醫學獎，在 10 月 5 日頒發給三位發現和研究「丙型肝炎」（hepatitis C）病毒的學者，分別為美國學者亞爾特（Harvey J. Alter）、萊斯（Charles M. Rice）及英國學者霍頓（Michael Houghton）。三位學者在發現丙肝病毒的不同階段中，分別進行了關鍵的研究，令到這個在 40 多年前仍然不為人知的隱形殺手病毒終於現形。

非甲非乙肝炎

最早被確認的「病毒性肝炎」為 1960 年代被發現的「乙型肝炎」。這透過血液及其他體液親密接觸傳染，也是可經由母嬰傳染的病毒，除了會導致急性肝炎外，也會潛伏在肝臟內引致慢性感染，甚至肝硬化及肝癌。「甲型肝炎」則在 1979 年被發現，是由「糞口途徑」傳播，即進食了帶病毒的水或食物所致，只會導致急性肝炎，不會潛伏肝內，不會引致慢性肝炎。

找到了「甲肝」和「乙肝」病毒當然是極重要的醫學發現，但當時醫護和研究人員發現了另外一種不屬以上兩者，卻又能引起急性和慢性肝炎的病毒。這「已知的未知」（known unknown）就被稱為「非甲非乙肝炎」（non-A non-B hepatitis，當年讀書覺得這名字很玄很「型」）。及後因著這三位學者及其團隊的貢獻，這「非甲非乙」病毒終於 1989 年被發現，也從此被命名為「丙型肝炎」。

主要靠血液直接接觸傳播

　　丙型肝炎病毒原本只存活於黑猩猩體內，第一次人類受感染很可能是因著這緣故：屠宰黑猩猩時刀子意外剐傷了自己，血液有直接接觸，令病毒從黑猩猩轉移到人類身上。丙肝病毒臨床上主要只靠「血液直接接觸」而傳染，如輸血、共用針筒或剃刀、沒消毒的紋身等。其他途徑如母嬰傳染、餵哺母乳、性接觸都並非有效途徑，傳染風險很低。

　　丙肝病毒以血液接觸傳播，在上世紀 40 年代左右開始大幅上升，主要有兩大原因：一、輸血治療普及；二、靜脈注射毒品者共用針筒。當時醫學上對於血液可以傳播病毒完全沒有概念，未有為輸血前的血液做任何病毒篩查；濫藥者也沒有想到共用針筒可以傳播病毒。丙肝病毒因此成為那時的「未知的未知」（unknown unknown），經血液大量傳播。

　　另外一個經血液傳播的途徑是重複使用醫療用的針筒。最壞的情況發生在埃及。1950 至 1980 年間，埃及政府為人民以靜脈注射藥物治療「血吸蟲病」（schistosomiasis）。因為物資短缺，注射藥物的針筒需要重複使用。但因為沒有警惕和缺乏消毒，丙肝病毒便藉此在民眾間大幅傳播。現今埃及成年人中每七個人中便有一人受到丙肝病毒的慢性感染，情況相當嚴峻。

感染丙肝的新興高危群組

　　現今世界各地的捐血輸血程序已經有很嚴格的檢測，共用針筒和重複使用醫療用品的做法亦理應絕跡，減少了丙肝的傳播。

但近十多年來全球各地出現了另一個感染丙肝的高危群組，就是「男男性行為者」（men who have sex with men, MSM）。常規的男女性行為基本上沒有血液的交換，不會傳播丙肝。男男性行為則有相當大的風險導致黏膜破損出血，在男男之間傳播丙肝。

MSM 同樣也是「愛滋病」的高危群組，觀察亦發現大部分 HIV 病毒陽性的 MSM 同時亦曾經感染過丙肝。故此鼓勵 MSM 使用安全套進行性行為，並於定期做 HIV 病毒篩查時，建議同時做丙肝的檢測。

丙肝病毒與免疫系統的「拉鋸戰」

感染丙肝病毒，很大部分都是無徵狀的感染，引起急性肝炎的情況只屬少數。但丙肝病毒可以逃避身體免疫系統的監察和追擊，持續隱藏在肝臟細胞裡面，慢慢地繁衍，形成慢性肝炎。期間丙肝病毒跟身體的免疫系統會持續地進行「拉鋸戰」，過程中所引發的炎症反應持續地破壞肝組織，引致「肝硬化」和「肝癌」，但一般是發生在初次感染後的最少 20 年之後（嚴格地說，這些嚴重併發症是免疫反應失調所致，並非直接由丙肝病毒引起，不過這病毒肯定是始作俑者，不能逃避責任）。

在香港，可幸患上丙肝的人數算是偏低，估計約為總人口的 0.47%（對比來說，乙型肝炎慢性感染的數字就大得多，佔總人口約 7.8%，對社會整體危害非常大）。但感染丙肝後，個人最終會因此「出事」的風險卻相當高：每 100 個感染到丙肝的朋友，其中 75 至 85 人會變成慢性感染；60 至 70 人會演化成慢性

肝病變；5 至 20 人會在 20 至 30 年間變成肝硬化；1 至 5 人最終因肝硬化或肝癌喪生。故此若病人發現感染丙肝病毒，需要緊密地跟進，並考慮接受抗病毒的治療。

天價治療藥

以往丙肝的治療需要口服「利巴韋林」和每週注射「干擾素」（兩者皆屬「廣譜」、非專門的抗病毒藥），為期約半年至近一年，除了麻煩費時外，療效亦不甚理想。近年出現的「直接抗病毒藥」（direct acting antiviral），能直接並非常有效地打擊丙肝病毒 RNA 的複製，口服藥物通常為 12 個星期的療程，成功率極佳，達 97% 至 99%。

製成首批專利丙肝直接抗病毒藥的藥廠，推出時以「天價」發售，基本上是要患者「以錢換命」！直至及後有其他組合的直接抗病毒藥推出，藥價才稍見回落，但仍然是非常昂貴。本港在 2020 年 10 月 8 日公布的《2020－2024 年香港病毒性肝炎行動計劃》中，其中一項重點就是擴展丙型肝炎的治療，增加醫管局資源來購買直接抗病毒藥物以治療丙肝患者，避免患者因為經濟困難而得不到適切的治療。

希望本文令大家可以更清楚認識丙型肝炎，亦提醒大家在香港，乙型肝炎才是更嚴重的健康危害。家庭醫生在社區最前線，在應對病毒性肝炎的四大核心策略上，包括「提升認知」、「加強監測」、「推廣預防」和「擴展治療」，都是聯繫病人和醫療服務的最關鍵橋樑。

腎上腺素之終極急救

有齣變種英雄電影叫《勁揪俠2》（*Kick-Ass 2*），最後有正邪「大佬」對決一幕，由正義代表美少女戰士「紫天椒」（Hit-Girl）對邪惡代表大隻女鬥士「俄羅斯大媽」（Mother Russia）。紫天椒本已經是一等一的年輕高手，但這次遇上俄羅斯大媽，卻是一山還有一山高，形勢極度惡劣。當被壓倒在膝下，快要窒息時，紫天椒用盡最後一口氣，掏出一針筒，卻被大媽一手搶去。大媽以為那是一支毒針，便一手插入紫天椒的手臂……

只見紫天椒瞳孔一張，突然神力大作，翻身過來，接連出招，又快又狠，數下便將大媽完全擊潰。當紫天椒一翻身起來，她就帶笑對大媽說：「這叫『腎上腺素』呀！」

「腎上腺素」的作用

到底「腎上腺素」是何等神藥，可叫人回天轉魂、起死回生？腎上腺素的英文為 adrenaline 或 epinephrine，意思都是腎臟的附近，前者在英國歐洲較常用，後者則常見於美國。這主要是由「腎上腺髓質」（adrenal medulla，即腎上腺的中心組織）所製造的「激素」（hormone）；另外還有少量從神經系統組織所製造，用作「神經遞質」（neurotransmitter）。生理上，腎上腺素是刺激身體交感神經系統（sympathetic nervous system）

的化學物質。它會全面地刺激交感神經系統裡各種受體，引發簡稱為「戰鬥或逃跑」（fight or flight）的反應。

腎上腺素上升所導致的生理反應，有瞳孔擴張；心臟跳得更快更有力，動脈血管收窄令血壓上升；肺部的支氣管擴張，呼吸率加快；肌肉增加葡萄糖的吸收和使用；汗腺出汗，脂肪組織加速脂肪的分解；肝臟也增加製造葡萄糖。相反地，消化系統器官的血管則收縮，蠕動減慢。這一切反應，可加強心肺功能，增加肌肉的能量供應，令全身做好準備，做出「戰」或「逃」的反應。

急救常用藥物

腎上腺素的生理功用正好用於急救用途上。最常用的情況是「心臟停頓」（cardiac arrest）：為昏迷的病人做急救時，若發現病人沒有自行呼吸及脈搏停頓，須即時進行「心肺復甦法」（CPR）；若有「自動體外心臟除顫器」（automated external defibrillator, AED），應盡快為病人貼上，決定是否需要進行電擊為心臟「除顫」（除去心室顫動）；若有醫療人員到場，就會為病人接上心電圖來監測病人心臟的情況，若果發現心臟停頓（即心電圖的螢幕上只見到一橫條），醫生便會下指令：「腎上腺素，1 比 1 萬，靜脈打 10 毫升！」。

即是將急救用的腎上腺素（濃度為一萬分之一，共 10 毫升，總量為 1 毫克），經靜脈注射打進病人血液循環裡，主要是刺激病人的心臟，希望心臟重新回復跳動；也可以收縮動脈血管，以助血壓回升。

另外須要用上腎上腺素救命的情況是「全身性過敏反應」（anaphylaxis）。這是因為全身突然出現極嚴重的「第一型過敏反應」（type I hypersensitivity）。輕微或局部的第一型過敏反應大家或都經歷過，如皮膚「出風癩」（蕁麻疹）、食物或藥物過敏引致出疹。但假若全身同時間出現突發的嚴重過敏反應以致昏迷，就是「過敏性休克」（anaphylactic shock）。

「過敏性休克」（anaphylactic shock）

出現過敏性休克，身體多個系統器官都會有問題。全身皮膚出紅疹及痕癢、口唇舌頭喉嚨腫脹（皮膚或黏膜症狀）；呼吸困難、氣管收縮引起喘鳴、血氧驟降（呼吸系統症狀）；出現低血壓、神智不清（循環系統症狀）；嘔吐、腹部絞痛（消化系統症狀）。病理上，是致敏原強烈地刺激血液裡的「肥大細胞」（mast cell），大量地釋放出內裡的「組織胺」（histamine）及「白三烯」（leukotriene），引致全身的小動脈大幅擴張、血管通透性忽然大增（想像血管內裡的血液突然全部發散到血管外面）。若因此出現循環崩潰，血壓極低，換氣困難，神智不清，那就是出現過敏性休克了。

過敏性休克是非常嚴重、可以致命的緊急情況，可能會在接觸致敏原數分鐘內發生。這時候盡快為患者注射腎上腺素，是救命的最關鍵治療。腎上腺素的功效可以逆轉這些全身性的過敏反應，令循環和呼吸這兩個最重要的系統回復功能。這時候要注射的腎上腺素分量，是 1 毫升的細小瓶裝，濃度為一千分之一，也是有 1 毫克的分量。成人用的劑量通常為 0.5 毫克，以肌肉注射方式，盡速為病人注射。

因為拯救過敏性休克必須爭分奪秒，市場便推出了可以隨身攜帶，自行用來急救注射的筆形腎上腺素注射器（可搜尋 EpiPen 或 Jext Pen）。病人如發現自己出現全身過敏反應，在尚未昏迷前，取出隨身攜帶的急救用腎上腺素注射器，除去末端的保險蓋後，前面的針頭就預備好，立即順手刺進大腿的四頭肌外側（不用脫褲），以肌肉注射方法將腎上腺素注射進體內，之後立即到急症室求醫。

最可怕、可致命的過敏性休克，可能出現在以下這些情景或本身有過敏症的病人身上：對花生過敏的病人出外用餐時誤服（電影情節則是遭下毒）隱藏花生成分的食物，郊外旅遊時遭毒蟻咬到、毒蜂刺到，接受做影檢查時在靜脈注射顯影劑後出現嚴重反應。近來大家的最新關注是注射預防新冠病毒的 mRNA 疫苗後，有較大風險出現過敏性休克。

必須指出即使風險是稍高，接種 mRNA 疫苗出現過敏性休克的機率仍然是極低。若本身沒有藥物或食物過敏的病史，這個風險更是微乎其微；就算有藥物或食物過敏的病史，因為 mRNA 疫苗可能致敏的成分（聚乙二醇〔 PEG 〕，為「納米粒子」的外層），跟其他藥物和食物的性質完全不同，所以因此出現過敏反應的風險仍然是很低。絕大部分人不需要因為擔憂這風險而拒絕接種新冠疫苗。本港在準備為大家進行大規模接種前，亦已防患未然，為醫護人員做好處理過敏性休克的培訓，也在各個接種疫苗的場所預備好急救用的腎上腺素。

有問題，有方法解決。儲備腎上腺素這終極急救藥，是為那發生機率很低，但極其嚴重的過敏性休克做好準備。

愛滋病的「等於」和「不等於」

　　每年 12 月 1 日為「世界愛滋病日」（World AIDS Day）。「愛滋病」這名字，對普羅大眾來說，應既熟悉又陌生。熟悉是因為過去近 40 年我們在媒體不時會接收到相關的資訊，對這病患定必有所認識；陌生是因為對大部分人來說，甚少會認識到真正患上這病症的朋友，因此不太了解有關預防和治療這病症的新發展，甚至還停留在「愛滋病等於絕症，無藥可醫」這錯誤的認知上。

HIV 的可怕之處

　　「愛滋病病毒」這名字其實並不準確，這病毒的正名為「人類免疫缺乏病毒」（human immunodeficiency virus, HIV）。HIV 的可怕之處是會主力攻擊人類免疫系統裡的其中一個最重要的指揮：CD4+ 輔助 T 淋巴細胞（CD4+ helper T lymphocyte）。輔助 T 細胞先與各種守衛前線的「抗原呈現細胞」合作，將各種入侵病原體的「抗原」發現和鎖定，並發出「身體已經被外敵入侵」這關鍵訊息；之後隨即發動後天免疫系統（acquired immune system）裡的細胞反應和抗體反應來對付外敵。

　　HIV 專攻並殺死 CD4+ T 細胞，對後天免疫系統的起動造成極大破壞，令身體飽受各種各樣、大大小小的感染致病。當患者

防病未然
家庭醫生的健康提示及疾病預防策略

出現嚴重的感染（機會性感染〔opportunistic infection〕，即正常免疫力者甚少患上、甚少如此嚴重的感染），或患上某些相關的癌症，或測度出 CD4+ T 細胞嚴重缺損，臨床上就會診斷為患上「愛滋病」（AIDS，acquired immunodeficiency syndrome，後天免疫力缺乏症）。

HIV 是「逆轉錄病毒」（retrovirus），其基因體為兩條「單鏈 RNA」。「逆轉錄」（reverse transcription）是指 HIV 用其獨特的病毒「反轉錄酶」將其 RNA「逆轉錄」為病毒的「雙鏈 DNA」。（重溫：「轉錄」是將 DNA 轉成 RNA；「逆轉錄」自是將 RNA 轉成 DNA）。被逆轉錄後的病毒雙鏈 DNA（稱為「前病毒」），可以進一步由病毒的「整合酶」（integrase）整合至某些免疫細胞的雙鏈 DNA 裡，成為人體基因體的一部分。這些隱藏在細胞核裡的病毒 DNA，一方面可以逃避免疫系統的偵查，並跟隨細胞的複製持續繁殖，另一方面也可以找時機發作，自行大量繁殖，再大肆感染淋巴核裡的 CD4+ T 細胞，導致愛滋病。

HIV 由 RNA 變 DNA 的逆轉錄過程非常容易出錯（突變〔mutation〕，即是原本的 A、G、C、T 核苷酸被另外一粒隨機地代替了），結果令到突變後製造出來的蛋白質和各種抗原都跟其母親病毒有些分別。其實免疫系統被 HIV 感染過後都能製造出對抗 HIV 的抗體（anti-HIV），但這些 anti-HIV 抗體總「慢病毒一步」，只能對付以前的舊病毒，對突變後的新病毒卻沒有作用。因此，在 HIV 總是快一步、永遠不能被免疫系統清勦的情況下，患者等同被長期慢性感染。

有藥可醫

　　幸好因著「高效能抗反轉錄病毒療法」（highly active antiretroviral therapy〔 HAART 〕，或俗稱「雞尾酒療法」）的快速研發，「感染 HIV」現在已經有藥可醫。HAART 是組合了三種或以上以不同機制對付 HIV 的抗病毒藥物，通常組合成單一藥丸後給患者長期服用，可以非常有效地壓抑病毒的繁殖，將 HIV 的 RNA 壓抑至血液及體液完全「無法檢測」（undetectable）的水平，抹殺演變成愛滋病的可能。

　　服藥後，HIV 患者便不再等同患上愛滋病。以英文來說就是：「HIV not equal to AIDS」，內容很清楚簡明；但若以中文說「感染愛滋病病毒並不等同患上愛滋病」，卻往往顯得難以理解，需要更仔細的解說。

　　近年另一個治療 HIV 的指標性發現是「U = U」。那是指 undetectable = untransmittable，即「無法檢測」等於「不能傳播」。經長期研究證實，HIV 患者接受有效的 HAART 後，不會在日常生活的各種接觸將病毒傳播給其他人。當中包括很多人最關心的「男男性行為」。即使他們沒有使用安全套，只要患有 HIV 的那人有長期服藥，長遠來說也不會經性行為將病毒傳給伴侶。這發現極其重要，代表了 HIV 患者只要服藥就能過著等同常人的生活。

預防愛滋病的重點

在本港，高危的感染群組包括男男性行為者、針筒注射毒品者、少數族裔、跨性別人士（男跨女）、女性性工作者及其男性顧客。現今預防愛滋病的重點，首先是針對各高危群組的特點，教育並鼓勵減低風險的行為，並及早發現、及早治療受感染者。本港有眾多非政府組織根據其本身服務的專長，努力接觸和支援各個不同高危群組，並支援定期的「自願性諮詢和檢查」（voluntary counselling and testing）。

現今的 HIV 快速測試是「拮手指」以血液來驗 anti-HIV 抗體。如驗到 anti-HIV 抗體，代表曾被感染，也等於極可能是長期感染。要注意從被感染到抗體出現有段相當長、約三個月的「空窗期」，接受檢測的朋友在過程前後需要承受不少壓力；而持續高危者更需要定期檢測，這需要由專業醫社團隊在過程中全力支援。

雖然感染 HIV 的患者接受治療後，生活基本上應該等同常人，但患者或高危者因著其本身的高危因素（例如共用針筒者會有更高感染風險），其整體健康狀況有可能不完全等同一般人。例如有調查發現性小眾群體中，30.9% 有中度以上的抑鬱病徵、25.9% 有中度以上的焦慮病徵，比普通大眾高出很多倍。要改變這些「健康不平等」（health inequality）並不容易，過程需要社會所有人做些改變，醫社各界多做一些，令這群朋友不再因不平等受到額外的傷害。

心血管的四大殺手排行榜（上）

最近因為要預備打新冠疫苗，很多沒有做過身體檢查的朋友都下定決心去驗一驗身（一般都是選購包括各種身體檢查的「套餐」計劃），有報告後再找醫生查詢報告詳情。當中常聽到的問題就是：「醫生，我驗到膽固醇高了，要吃藥嗎？」

「膽固醇過高」是引致各種心血管病（cardiovascular disease）的重要風險因素，過高肯定不是好事。但驗到過高，就等於要吃藥降低嗎？同樣道理，驗到有高血壓、高血糖（糖尿病），就要立即服藥嗎？

影響患上心血管病（主要有缺血性中風、冠心病、周邊動脈血管病、主動脈瘤等）的最重要「可改變」風險因素，包括吸煙、糖尿病、高血壓、壞膽固醇過高（還有缺乏運動和超重肥胖）。這四項風險就像危害健康的殺手，但這四大殺手也有高下之分，以下我們看看這四大殺手的排行名次。

殺手排行第一位：吸煙

吸煙必定是第一位。煙裡的眾多毒質（包括氧化物「自由基」〔free radical〕；有毒有基化學物如「多環芳香烴碳氫化合物」〔polycyclic aromatic hydrocarbons〕；揮發性有機物如「甲醛」、「乙醛」、「丙烯醛」；有毒重金屬如鉛、鎘、

砷；氣化了的含碳微粒）可以破壞動脈血管內壁的內皮細胞，就像打穿內層的保護膜，令血液中帶有壞膽固醇（low density lipoprotein, LDL）的白血球「巨噬細胞」（macrophage）可以鑽進血管內，加劇壞膽固醇積聚在動脈內壁，形成動脈斑塊（arterial plaque）。它又會引發動脈內壁的發炎，刺激血小板聚結，令內壁容易形成血栓。而且，它會收緊動脈中層的平滑肌肉，破壞中層的彈性組織。另外，它所含的「尼古丁」會刺激心跳，增加血壓，影響血糖血脂；它亦會增加血液的一氧化碳，一氧化碳會牢牢地結合在紅血蛋白上，令紅血蛋白不能帶氧，直接影響血液供氧，進一步加劇動脈血管的缺氧。由此可見，吸煙對動脈粥樣硬化（atherosclerosis）的每一個病變步驟都「貢獻」良多，煙草根本就是為了破壞動脈血管而出現的產品！

　　吸煙這殺手還有另一最要命的殺著，就是煙草中令人上癮的尼古丁。這會在生理上很強烈地令人上癮，叫吸煙的朋友一旦嘗試後不能自拔。煙癮強烈的操控力，往往叫吸煙的朋友在「出事」後仍然不能戒煙，結果這煙癮繼續進一步加強傷害。研究發現已經患上心血管病的吸煙病人，若仍堅持吸煙，再次患上心肌梗塞、心臟猝死的風險必然大增。相反，出事後若果能決心戒煙，再次患病的風險隨即減低。但若要降低至非吸煙者的患病水平，起碼需要 10 至 15 年時間，可見吸煙對心血管病的毒害何其深遠。

　　吸煙引致心血管病的風險，肯定跟吸煙的分量和時間成正比。吸煙是患心血管病的第一殺手，當之無愧！更別忘記煙草包含很多惡毒的致癌物，也會直接引起慢性阻塞性肺病這影響肺功能方面的長期病症，可見其毒害和殺傷力非常「全面」。吸煙的

朋友，請你盡快離開這個看似是朋友，但確實是害你的殺手，找一個屬於自己的原因，立定決心踏出戒煙的第一步！

第二位：不容小覷的糖尿病

　　排名第二位的殺手其實和吸煙旗鼓相當，那就是糖尿病。糖尿病的根本病理是胰島素阻抗（insulin resistance）。胰島素最主要的功能是令身體各處的器官組織如肝臟、肌肉、脂肪等吸收並儲存糖分，令到血糖水平降低。胰島素阻抗，即是指上述各處對胰島素「無反應」，血糖因此不能被有效吸收，令到血糖上升。同時胰島（islets of Langerhans，是藏在胰臟裡的內分泌小粒）裡負責製造胰島素的 Beta 細胞，會以為胰島素不足，繼續努力製造更多胰島素來補償，但都是力有不逮，不能分泌足夠的胰島素來降低血糖，結果血糖繼續升高，導致糖尿病各種病變。

　　糖尿病可導致各種大血管病變（macrovascular disease），令身體的大、中、小動脈都受損，受損的部分更是廣泛，在多處形成動脈斑塊。而且，糖尿病因著血糖的長期失控過高，幾乎影響動脈粥樣硬化的每個步驟，甚至會令到已存在的病變位置更快速更嚴重地惡化；糖尿病患者的動脈病變位置更是脆弱，容易「爆開」（rupture）和「破損」（erosion），所以本身患有糖尿病的心血管病患者會更早及更易「出事」，如發生心肌栓塞、缺血性中風等嚴重病症。

　　而且，因為糖尿病患者的感觀神經受損（原因見下），故此很多時候患者出了事也沒有感覺，例如發生心肌栓塞時也不太覺得心口痛，結果更難及更遲發現問題，延誤了診斷和治療。這也

防病未然
家庭醫生的健康提示及疾病預防策略

是糖尿病患者出現心血管病併發症時高死亡率的其中一個原因。

糖尿病除了有可能導致大血管病變，也有微血管病變（microvascular disease）的風險。因為血糖長期過高，影響微絲血管的循環，容易引致兩個重要的地方出事——眼底的視網膜和腎臟的腎小球，造成糖尿病視網膜病變（diabetic retinopathy，即糖尿上眼）和糖尿病腎病變（diabetic nephropathy）。因此糖尿病是現今造成失明和要洗腎的重要病因。

糖尿病微血管病變也會影響供血給各處神經線的微循環，神經線缺血會因此不能正常傳遞神經訊息；另一方面血糖過高也會影響神經線的功能，結果神經線受損害，造成糖尿病神經病變（diabetic neuropathy）。以感觀神經線來說，神經線越長，受損越大，所以最易出事的通常是腳／腳趾的神經線（這是最長、距離腦部最遠的神經線）。因為喪失了感覺，所以特別容易損傷而不自知，加上因為血糖過高影響了白血球對付細菌感染的能力，結果令腳部傷口的感染更嚴重，造成「糖尿腳」，這是現今腳部截肢的最重要病因。

大小血管和神經線都受其損害，糖尿病的破壞力既深又廣，殺手榜排名僅次於吸煙，兩者殺傷力不相伯仲。

另外兩位殺手還有高血壓和壞膽固醇過高，下篇再談。

心血管的四大殺手排行榜（下）

　　患上各種心血管病（cardiovascular diseases）的四大風險為吸煙、糖尿病、高血壓和壞膽固醇過高。這四大殺手容易導致動脈粥樣硬化（atherosclerosis），即臨床上的缺血性中風、冠心病、周邊動脈血管病、動脈瘤等。

第三位：高血壓專攻心臟血管

　　上篇談過首兩大殺手：吸煙和糖尿病。殺手榜的第三位是高血壓。高血壓是指動脈血管內的壓力過大，長期壓迫血管壁，加劇血管壁的張力，影響其自行復修，逐漸破壞大大小小的動脈血管和每一層血管壁。它會先破壞動脈最內壁的一層，造成缺口，再令到動脈中層的彈性層和平滑肌肉層接連受破壞。這一方面會加劇動脈粥樣硬化的惡化，令到血管內壁越來狹窄，導致冠心病、心肌栓塞、缺血性中風等。

　　另一方面，若果高血壓的破壞滲透到動脈中層和外層的纖維組織，動脈壁就不能再承受過高的血壓，令血管壁像吹氣球般膨脹起來，造成動脈瘤（aneurysm，並非腫瘤）。當中最危險的為腹主動脈瘤（abdominal aortic aneurysm），若膨脹得太大，會有突然爆破的危險，嚴重會導致失血猝死。高血壓也可能導致主動脈剝離（aortic dissection），意思是主動脈血管壁沿著中間層被「片開」（因內裡層承受的張力太大而破裂），血液便湧進血

防病未然
家庭醫生的健康提示及疾病預防策略

管壁，在血管壁內造成一段異常的通道，是死亡率極高的高血壓急性併發症。

高血壓另一嚴重的慢性併發症是心臟衰竭（heart failure）。因為高血壓跟心臟泵血的功能「對著幹」（心臟要泵血，若果動脈裡的血壓越大，心臟便要更用力才能泵到血），最終心臟的肌肉輸了，就不能持續有效地供血到身體各處。

另外，高血壓也是造成「腎衰竭」（renal failure）的重要原因，這是因為輸血到腎臟的大中小動脈被過高的血壓損害，影響腎小球的排毒和協調水分電解質的功能。可見，高血壓專攻心臟血管，是排名第三的殺手。

第四位：單純的「壞膽固醇」過高不是正式的殺手

那麼壞膽固醇（low density lipoprotein, LDL）過高是排行第四位的殺手嗎？LDL 是積聚在動脈血管斑塊的主要物質，它會先滲進血液裡的巨噬細胞（macrophage）之內，巨噬細胞再移入受損的血管壁，令到細胞裡的 LDL 持續積聚在血管，造成發炎和破壞，之後會令更多的 LDL 直接滲進血管。血液裡的 LDL 越高，動脈血管粥樣硬化越嚴重，發生心血管病的風險越高，有很清楚的因果關係。

其實膽固醇本是血液的正常成分，是組成細胞壁和製造多種激素的必要成分，LDL 積聚在動脈也是一個正常的生理變化。解剖研究也發現 LDL 積聚所造成的動脈斑塊（arterial plaque）可以在很年青時已經開始形成（當然是沒有病徵），甚至不少人即

使 LDL 長期高於理想水平也不會發生問題，臨床上更是到終老也沒有出現被確認的心血管病患。

處理 LDL 過高這問題的要點，是需要和所有其他心血管病風險一併集合評估，即是要評估心血管病的整體風險（overall cardiovascular risk），集合性別、年齡、有否吸煙、有否患有糖尿病、血壓控制水平等因素，整體地估算未來十年內會患上心血管病的風險，再決定是否需要服藥改善 LDL。若果整體風險低，代表動脈血管仍然健康，那即使 LDL 過高，其殺傷力也不會太大。相反，若果本身已經有其他風險因素，整體心血管病風險高，那就需要盡量將 LDL 降至最理想的水平，以保護已經不太健康的血管。

換言之，單純的 LDL 過高並不是一個正式的殺手；但若果有其他殺手同場出現，LDL 過高就會成為一個重要的幫兇，必須盡量降低水平。

不同心血管病風險和身體狀況的病人需要不同的 LDL 目標。健康人士的 LDL 理想水平應為 3.3 mmol/L 或以下（單位下略）；若果本身患有糖尿病，LDL 就要降得更低，要到 2.6 或以下才算理想；若果已患有確實的心血管病，或者有腎衰竭，那 LDL 的目標更要低至 1.8 或以下才算理想。高危者要達至 LDL 甚低的水平，必須要靠藥物來調控。最常用的藥物是他汀類降膽固醇藥（statins），其藥理是先抑制肝臟製造膽固醇，透過產生更多的 LDL 受體（LDL receptor）將更多血液裡的 LDL 吸入肝臟內進行處理。

家族性膽固醇過高（familial hypercholesterolaemia）是一

個特別例外，我們需要特別注意。這是因為基因突變所造成的家族遺傳病症，最常見的突變是負責製造 LDL receptor 的 LDLR 基因有嚴重缺陷，令肝臟不能吸收 LDL，使血液內的 LDL 水平超高。若果驗到 LDL 達到 5 或以上（非常高）時，就要懷疑病人可能患有這病症。問症時要問清楚病人曾否有直系親家族成員（父母、兄弟姊妹）因心血管病早逝（男性成員 55 歲以下、女性 60 歲以下）的家族史。對於這類患者，LDL 過高肯定是個「超級殺手」，患者從小已經 LDL 極高，持續地積聚在動脈血管內，有極大機率出現動脈粥樣硬化的併發症。即使患者非常努力戒口做運動也是徒然，必須服用充足分量的他汀並輔以其他降膽固醇藥方能控制這殺手，盡力避免很年輕就「出事」。

面對這四大殺手，吸煙的朋友當然首要是戒煙；戒煙一年後，冠心病的風險就能降低一半。那糖尿病、高血壓、壞膽固醇過高的患者，是否一定要靠藥物控制？我們可以先從改善生活習慣（lifestyle modification）入手。也是那幾項極重要的基本：健康飲食、恆常運動、控制體重、處理壓力，這都是改善各項風險的有效方法。

實際上，改善生活習慣對改善糖尿病可以非常見效，若果能用以上的方法成功減磅（最好為體重的 7%），糖尿病的病情可以有很明顯的改善，或許可以盡量延遲服用降血糖藥的時間。其次壞膽固醇過高方面，改善生活習慣通常都可以降低 LDL，多運動可以令好膽固醇 HDL 上升；但有部分人的改善並不明顯，因為 LDL 的水平並非只受飲食影響，更主要是依靠肝臟能否有效吸收及處理好 LDL，所以效果因人而異，是否需要服用他汀不能一概而論。最後，至於高血壓方面，單靠改善生活習慣改善高血壓

的效果通常都不會太顯著，若努力嘗試後血壓仍然持續超標，建議開始服食降血壓藥調控。

心血管病的四大殺手，各有不同病理特點，但都有一個共通點——「可改變」（modifiable）。要對付這四大殺手，不論是藥物或非藥物方法，家庭醫生總可以幫助患者找出最合適的處理方案。

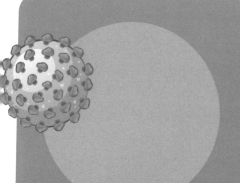

從接種疫苗到
顛倒醫護

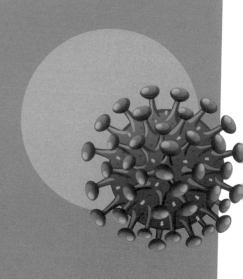

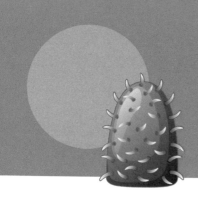

下筆時，新冠疫情持續穩定，大家的生活日常亦日漸恢復正常。回顧第五波疫情，大家或許都同意其中一樣我們做得最不足夠的，就是沒有為居住於院舍的老人家及院友群體接種新冠疫苗。

　　接種新冠疫苗的大原則很簡單：越多病，越高危，就越要打。院舍長者和院友肯定是最多病、最高危的群組，他們最需要接受疫苗的保護，但因為種種原因，沒有得到疫苗的保護，結果導致眾多院舍院友因受感染後患重症而失去生命。

　　越需要醫護服務的人，越得不到照顧，這就是「顛倒醫護法則」（the inverse care law；也有按字面譯為「逆向照顧法則」）。院舍院友們最需要疫苗保護，卻最得不到疫苗的保護。這是顛倒醫護法則的一個現實例證。

　　「顛倒醫護法則」在 1971 年由英國全科醫生 Dr. Julian Tudor Hart 首先發表，並於期刊「刺血針」（*The Lancet*）發表。法則提出：「獲得到的醫護服務是傾向與其服務社群的需求成反比。」換言之，最不需要醫護服務的群體得到最多，最需要醫護服務的群體卻得到最少。

　　「醫護服務越在市場力量下運作，此法則就越加徹底成立。」Dr. Hart 當年準確地指出若果醫療完全只由市場原則運作，將醫療商品化，那麼醫療只會像香檳一樣，富人得到很多，窮人則全得不到。

　　Dr. Hart 觀察到弱勢社群需要更多醫護服務，但真正得到的卻很少。他於 51 年前發表的「顛倒醫護法則」，言簡意賅地

防病未然
家庭醫生的健康提示及疾病預防策略

指出醫療商品化的後果。法則顯示出醫療不公平（healthcare inequity：醫療資源分配的不公平）的問題，當中最主要是由社會不平等（social inequality：貧富差別）所造成。

　　「完全」的顛倒醫護法則，最明顯反映在全球各地的低、中收入國家地區，這些地區缺乏對醫療發展的計劃和管治，公營醫療服務缺乏，醫療很大程度成為商品，必須有錢才能購買服務（最具體的情況是「冇錢就冇得醫」）。如果當地沒能發展有效的基層醫療系統，情況只會更差。

　　在已發展、高收入的國家地區，醫療發展較有計劃和規管，公營醫療亦有相當承擔，基層醫療或強或弱都有一定發展。因為 Dr. Hart「顛倒醫護法則」的警告，計劃醫療服務時會額外關顧貧窮和弱勢社群的需要，期望可以改善社會不平等所引致的醫療不公平。但研究觀察發現，即使這些地方沒有出現最差的顛倒醫護法則情況，貧窮和弱勢社群亦已經得到更多的資源，但實際上後者仍然未能得到充足的照顧和支援；兩者之間存在的差距，繼續令到貧弱者的各項健康結果持續水平下降。研究將這情況稱為「不相稱醫護法則」（disproportionate care law）。

　　有研究觀察印度和英國人民的壽命，以社會經濟狀況分為最優和最劣的五組。兩國最優的群組，比起最劣的群組，健康都較好，壽命更長（這也是意料之中）。研究亦比較不同群組在過去一年接受「住院醫療」的百分比。在印度，最優群組住院的比率為 4%、最劣群組為 2%。這反映印度出現了「顛倒醫護法則」的情況：最貧窮、健康最差的群組反而使用更少的醫療。在英國，最優群組住院比率為 6.5%、最劣群組為 11.5%。最劣群組住院

比率明顯地高，反映他們的健康較容易「出事」，間接反映最劣群組在預防醫療、社區基層醫療、門診醫療各方面都沒有得到充足的照顧，顯示出「不相稱醫護法則」的情況。

　　英國已經有幾近免費的國民保健署為全民服務，為何仍然有這些醫療不公平的情況出現？首先仍然是錢的問題。更新更進步的醫療技術和發明，起初都是要病人「掏腰包」出錢買，換言之不可能被弱勢社群所用，結果進一步擴大富貧兩者的健康差距。另外，因為缺乏教育、資訊不足、城鄉不均等因素，弱勢群組最後真正所得到的各種醫療相關資助和撥款可能比其他人更低，更遑論有餘錢買醫療保險。其他金錢以外的因素，如培養健康素養（health literacy），利用線上服務，甚至請假看醫生，對弱勢社群來説都是大有難度。少數族裔的語言和文化的隔阻，也會增加他們使用醫療服務的困難。

　　而且，弱勢社群很難和醫護合作，「共同投資」在自己的健康之上。因為他們很難遵循長期病患的治療方案和立時改善生活習慣，更不用説有合適的復康治療。這些問題更會延續至下一代，引致跨代的健康不公平。而最重要的因素是即使弱勢社群得到同等的醫療資源，但他們本身已經受到眾多病患的傷害、社會逆境和精神壓力的壓迫等，結果便大大削減了可以得到的益處。

　　近年全球推動「全民健康覆蓋」（universal health coverage），希望醫護服務不會遺漏任何人，致力改善醫療不公平的情況。這必須要有清晰明確的醫療政策做主導。當中一個必要條件，是要建立強健的基層醫療系統，並有專業的家庭醫生參與當中，實實在在做好和社區大眾接觸的工夫。

每年的 5 月 19 日為「世界家庭醫生日」，2022 年的主題是「Always There To Care」，即是「隨時隨地的關懷」。「隨時」是指我們要持續照顧病人，實踐「連續性」的照顧，同時持續進修，不斷提升和完善服務病人的技能。「隨地」是指我們總在社區的最前線，就算疫情在社區爆發，我們仍然是社區的一部分，與大眾建立獨特的聯繫和信任。「關懷」是要我們努力提供公平、易獲取、可持續、高質素的照顧，準確找出病人真正的需要，保障不論貧富，每個人都得到必要的福利和健康權。

　　疫情過後，我們需要更強健的基層醫療系統，當中必須有稱職的家庭醫生服務社區，隨時隨地關懷社區大眾，尤其是要發現弱勢社群的真正需要，並在前線對付「醫療不公平」的問題。我們發展基層醫療系統，建立「地區康健中心」的同時，尤其要確保家庭醫生這關鍵角色的必要性。

本文參考資料：
Cookson R, Doran T, Asaria M, Gupta I, Parra Mujica F. The inverse care law re-examined: a global perspective. *The Lancet* 2021; 397: 828-838

防病未然——家庭醫生的健康提示及疾病預防策略

作者	顏寶倫醫生
總編輯	葉海旋
編輯	黃秋婷
書籍設計	三原色創作室
出版	花千樹出版有限公司
地址	九龍深水埗元州街 290-296 號 1104 室
電郵	info@arcadiapress.com.hk
網址	www.arcadiapress.com.hk
印刷	美雅印刷製本有限公司
初版	2022 年 7 月
ISBN	978-988-8789-05-4

本書內容僅作學術討論及知識交流。身體情況因人而異,本書提及的診斷及治療方法未必適合每一位讀者,如有任何疑問,宜諮詢註冊醫生的專業意見。